KLEVERS

FETT  WEG PLAN

Die supereinfache Diät mit Kalorien-Bausteinen

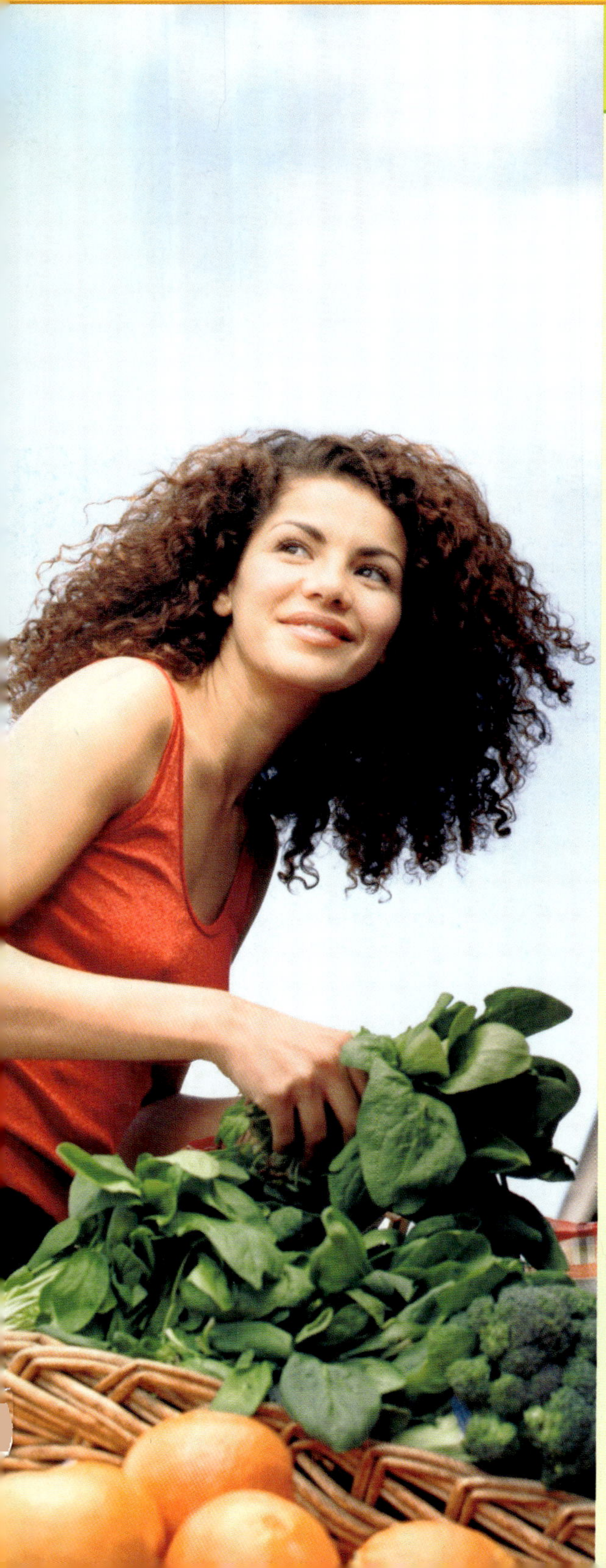

WAS WIR ESSEN 6

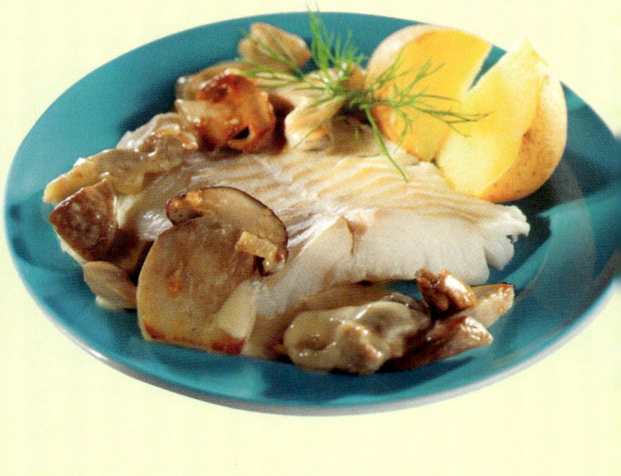

Inhalt

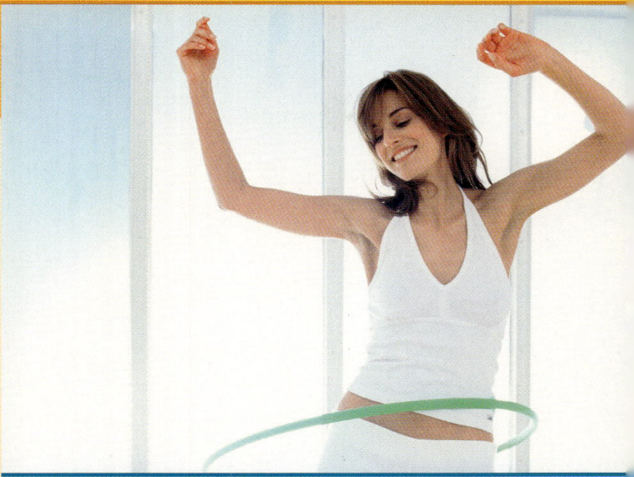

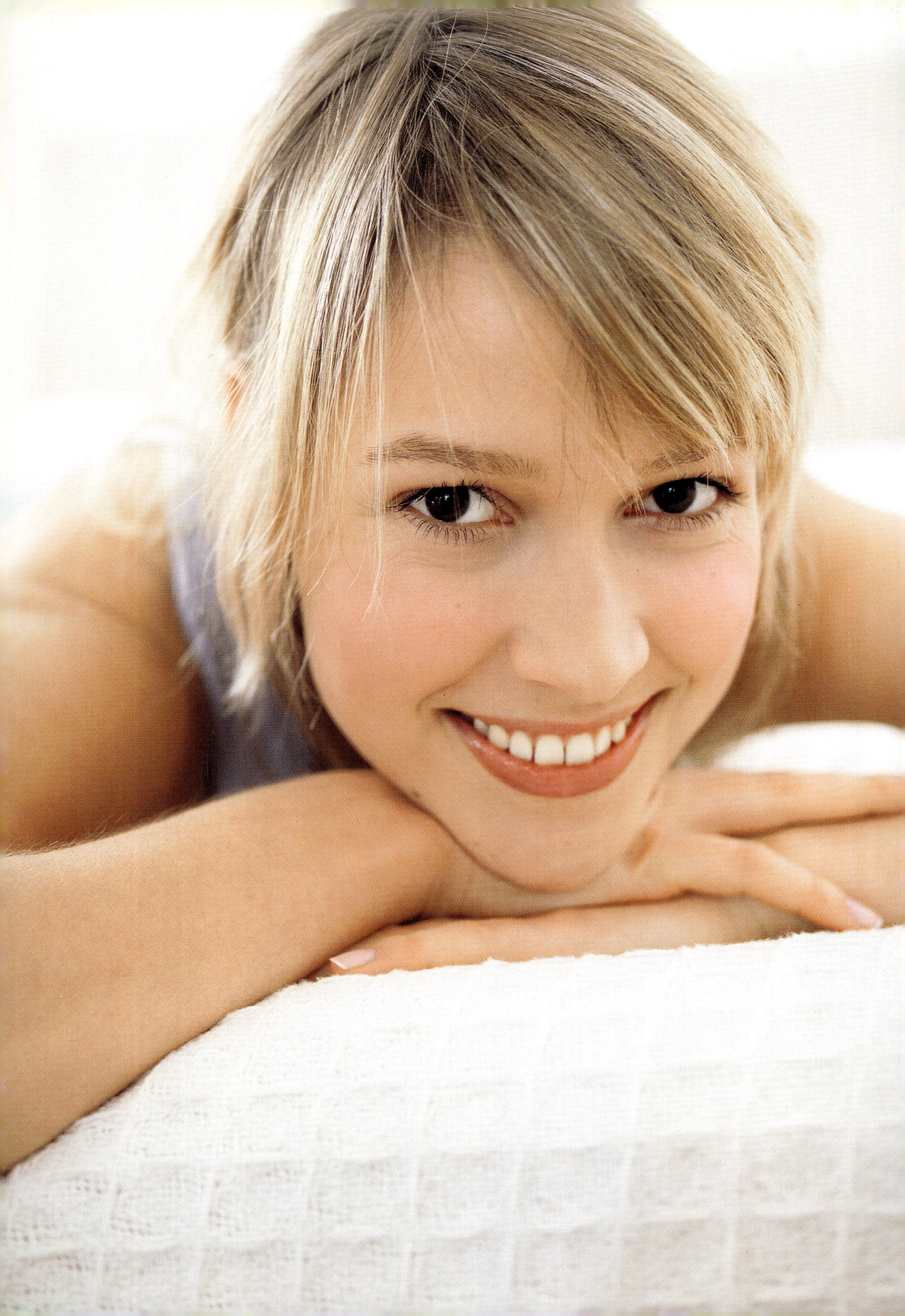

ABNEHMEN KANN SO EINFACH SEIN. Vor über 30 Jahren erschien erstmals von Ulrich Klever eine sehr handliche Kalorientabelle mit 2000 Werten – praktisch verpackt in einer grünen, flexiblen Hülle.

Seitdem ist der Name Klever untrennbar mit dem Stichwort Kalorien verbunden. Die Tabellen wurden im Laufe der Zeit um zahlreiche Werte erweitert, aktualisiert und benutzerfreundlicher gemacht. Der »Klevers Kompass Kalorien & Fette« ist längst ein Klassiker, der viele Benutzer zuverlässig auf dem Weg zum Wunschgewicht begleitet. Heute listet er mehr als 8000 Kalorien- und Fettwerte wichtiger Lebensmittel, Gerichte und Fertigprodukte auf.

Nach wie vor gilt: Wenn Sie abnehmen wollen, müssen Sie weniger Energie, sprich Kalorien, aufnehmen, als Ihr Körper verbraucht. Mit dem »Klevers Fett-weg-Plan« bieten wir Ihnen einen neuen Zugang in die Welt der Kalorien – die ideale Ergänzung zum Kompass. Wir wollten Ihnen gern die großen Kalorien-Unterschiede innerhalb verschiedener Lebensmittelgruppen und Gerichte vor Augen führen. Jeweils »gute« und »schlechte« Vertreter wurden deshalb ausgewählt und im Bildvergleich einander gegenübergestellt, denn Bilder sagen mehr als 1000 Worte! So sehen Sie nun auf einen Blick, wie viel Essen Sie für eine bestimmte Kalorienzahl tatsächlich auf den Teller bekommen und wie die richtige Auswahl und Zubereitung das Kalorienkonto »erleichtern«. Die dazugehörigen Tabellen listen deshalb typische Lebensmittel und Gerichte nach ihren Kalorien sortiert auf.

Für das Buch haben wir zum großen Teil bewährte Rezepte aus dem Ulrich-Klever-Archiv ausgewählt und nach den aktuellen Ernährungsgewohnheiten überarbeitet.

Einen guten Start in ein leichteres und aktiveres Leben mit »Klevers Fett-weg-Plan«!

Katrin Klever-Schubert

WAS WIR ESSEN

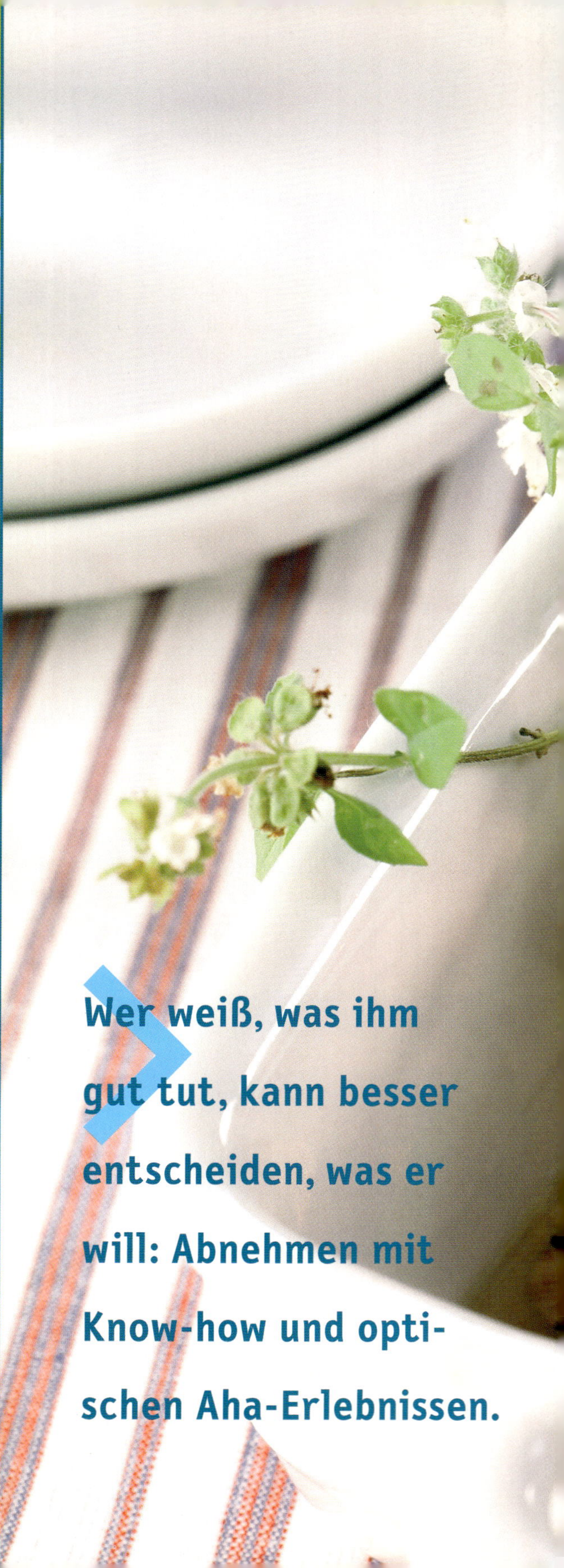

Wer weiß, was ihm gut tut, kann besser entscheiden, was er will: Abnehmen mit Know-how und optischen Aha-Erlebnissen.

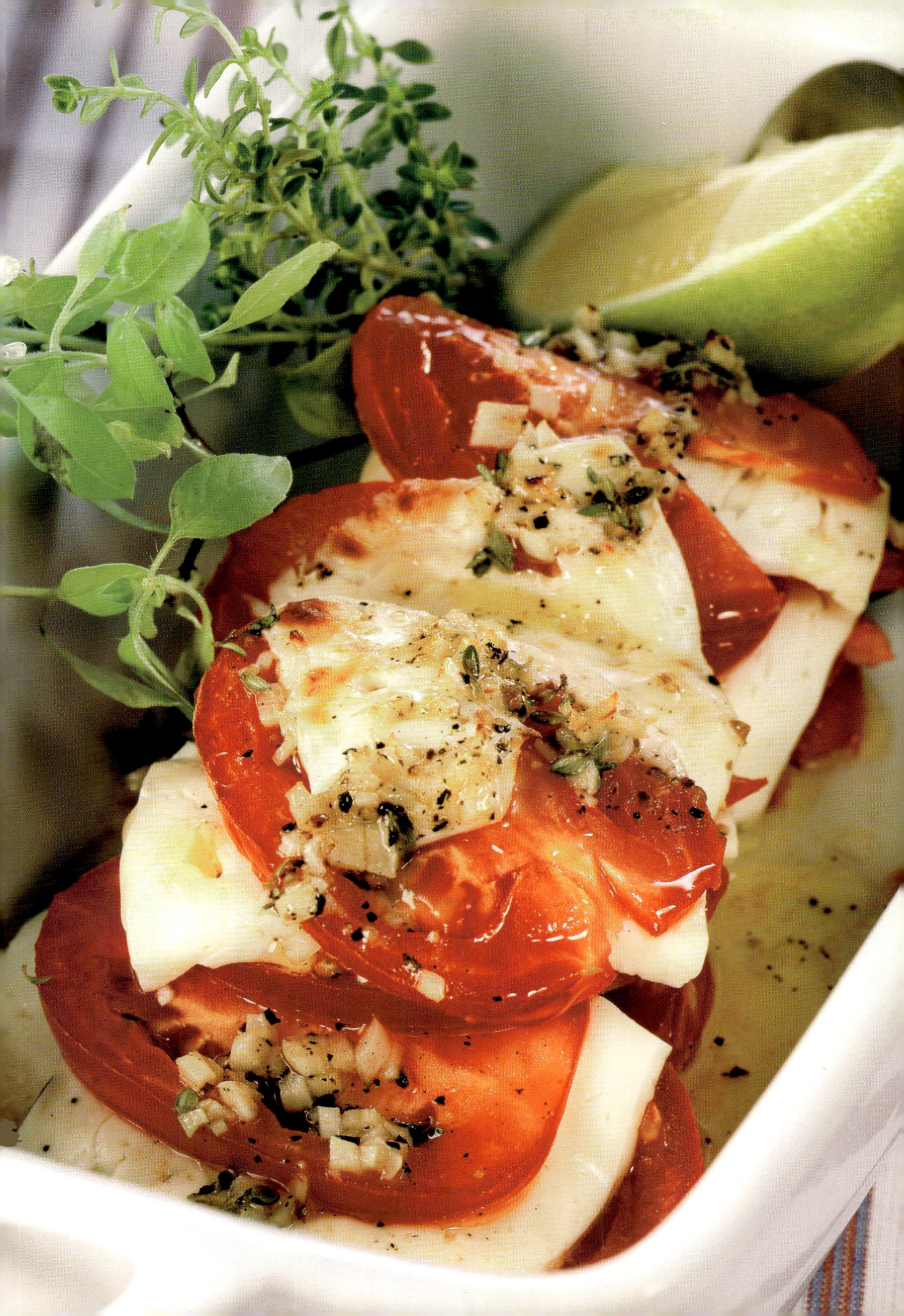

Know-how: mit Hintergrundwissen schlank werden und bleiben

Nach aktuellen Untersuchungen kehren über 90 Prozent aller Übergewichtigen, die mithilfe einer Diät abgenommen haben, früher oder später wieder zu ihrem Ausgangsgewicht zurück. Auf der Suche nach möglichen Gründen fällt auf, dass viele Menschen gar nicht wissen, was in ihrem Körper passiert, wenn sie zu- oder abnehmen. Während der Diät folgen sie willig dem strengen Diätplan, und nehmen ab. Doch sobald sie diese schmalen Ernährungswege verlassen, fallen sie wieder in alte Essgewohnheiten zurück – und nehmen zu. Dabei steht fest: Wer seinem Körper mehr Energie zuführt, als dieser verbraucht, nimmt zu. Wenn Energiezufuhr und -verbrauch im Gleichgewicht sind, geht die Rechnung zu Null auf. Wer sein Gewicht reduzieren möchte, muss seinem Körper weniger Energie zuführen, als er verbraucht, denn nur dann wird auf die Fettzellen zurückgegriffen.

> INFO

DIE GUTE ALTE KALORIE

Die Energie, die wir unserem Körper über die Nahrung zuführen, misst man in Kilokalorien (kcal) beziehungsweise Kilojoule (kJ). Dabei ist eine Kilokalorie die Energie, die notwendig ist, um einen Liter Wasser um ein Grad zu erwärmen. Wenn in diesem Buch von Kalorien die Rede ist, sind selbstverständlich Kilokalorien gemeint. Wir kürzen lediglich aus Gründen der leichteren Lesbarkeit ab – und weil sich dieser Begriff umgangssprachlich eingebürgert hat. Deswegen haben wir auch auf die Angabe der Kilojoule verzichtet. Wer sie ausrechnen möchte, multipliziert die Kilokalorienangaben einfach mit dem Faktor 4,184.

Fette Fakten

Tatsächlich braucht jeder Mensch Fettzellen, denn in ihnen legt der Körper Reserven für Notzeiten an, sie geben dem Körper seine individuelle Form und schützen Knochen und innere Organe vor äußeren Einflüssen. Leider haben sie auch die unangenehme Eigenschaft, fast unbegrenzt Fett aufnehmen zu können, wobei sie sich bis aufs 100fache ihrer ursprünglichen Größe aufblähen. Egal ob wir ab- oder zunehmen, die Anzahl der Fettzellen bleibt gleich, nur die Menge an Fett in den einzelnen Zellen verändert sich.

Ein komplexes Miteinander

Unser Körper besteht aus etwa 70 Billionen Zellen, in denen täglich unvorstellbar viele chemische Reaktionen stattfinden. Damit dies reibungslos funktioniert, braucht unser Organismus Energie, die er aus den zugeführten Nährstoffen bezieht. Die Umwandlung dieser Nährstoffe in Energie erfolgt durch einen Verbrennungsprozess, den Stoffwechsel.
Die dabei gewonnene Energie wandelt der Körper zum einen in Körperwärme um, zum anderen in Elektrizität, ohne die unser Nervensystem nicht funktionieren könnte. Darüber hinaus braucht der Organismus Energie zum Erhalt der Zellen.

Viele Faktoren spielen mit

Unser individueller Energiebedarf hängt von Faktoren wie Alter, Geschlecht, Körpergröße, Art der körperlichen Tätigkeit und Stoffwechsel ab. Der Grundumsatz ist dabei die Energiemenge, die der Körper in Ruhestellung zur Aufrechterhaltung seiner lebensnotwendigen Funktionen benötigt. Der Leistungsumsatz – den Sie im Gegensatz zum Grundumsatz beeinflussen können – richtet sich nach der Dauer und Schwere der körperlichen Tätigkeit. Wie Sie Ihren Leistungsumsatz erhöhen können, lesen Sie ab Seite 114.

Was Ihr Body-Mass-Index verrät

Mit der BMI-Formel können Sie feststellen, wo Sie mit Ihrem Gewicht stehen. Sie brauchen dafür folgende Formel: Teilen Sie Ihr Körpergewicht (in kg) durch Ihre Körpergröße (in m) im Quadrat (m^2). Sie wiegen zum Beispiel 63 kg und sind 1,70 m groß. Sie rechnen 63 : (1,7 x 1,7) und erhalten einen BMI von 21,8. Nach den Richtlinien der DGE liegt der ideale BMI für Frauen zwischen 19 und 24, für Männer zwischen 20 und 25. Mit zunehmendem Alter wird auch diese Spanne größer: Bei über 64-jährigen liegt er bereits zwischen 24 und 29. Ist Ihr BMI knapp über diesen Werten, besteht aus medizinischer Sicht kein Grund für eine Diät, außer Sie leiden unter Diabetes, Bluthochdruck oder einer Fettstoffwechselstörung. Bei BMI-Werten über 30 liegt starkes Übergewicht vor, über 40 spricht man von Adipositas, also krankhafter Fettsucht. In beiden Fällen sollten Sie mit Ihrem Arzt sprechen.

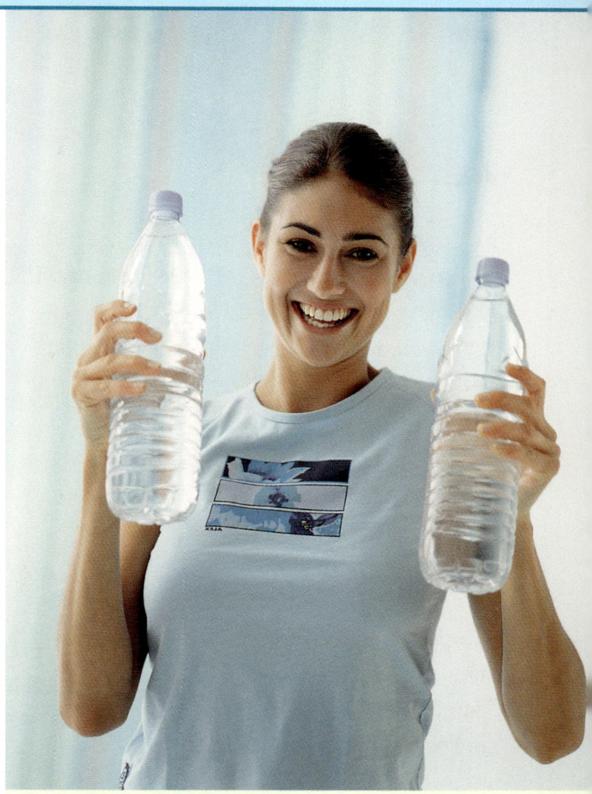

Abnehmen fällt leichter, wenn man weiß, worauf man achten muss. Und wenn man sich sicher sein kann, dass das neue Gewicht von Dauer ist.

Das Körperfett spricht Bände

Der Anteil des Körperfetts am Gesamtgewicht kann ebenfalls zeigen, ob Sie aus gesundheitlichen Gründen Ihr Gewicht reduzieren sollten. Körperfettwerte lassen sich heute mit Körperfettwaagen ganz einfach bestimmen. Gute Körperfettwerte liegen bei Frauen bis 50 Jahre bei 27,3 Prozent, bei Männern der gleichen Altersgruppe bei 21,5 Prozent.
Die Werte steigen bei Frauen über 60 auf 30,7 Prozent, bei Männern auf 23,3 Prozent. Wer diese Angaben um mehr als sechs Prozent überschreitet, sollte mit seinem Arzt über eine Gewichtsreduzierung sprechen.

Grundbausteine unserer Nahrung

Wer sich Nahrungsmittel einmal näher ansieht, stellt schnell fest, dass sie vor allem aus den drei Hauptnährstoffen Eiweiß (Protein), Kohlenhydraten und Fett bestehen, deren Energiegehalt höchst unterschiedlich ist: Während ein Gramm Eiweiß und verwertbare Kohlenhydrate jeweils vier Kalorien liefern, bringt es ein Gramm Fett auf satte neun Kalorien!

Eiweiß

Eiweiß ist der wesentliche Grundbaustein aller pflanzlichen und tierischen Zellen und wird vor allem zum Aufbau von Zellen, Hormonen und Enzymen sowie zur Reparatur beschädigter Zellen und – in viel geringerem Maße als Kohlenhydrate und Fette – zur Energiegewinnung benötigt. Um es verwerten zu können, zerlegt unser Organismus das Nahrungseiweiß in seine Bestandteile, die Aminosäuren. Aus ihnen bildet er schließlich das körperliche Eiweiß, für das er bis zu 25 verschiedene Aminosäuren benötigt, von denen der menschliche Organismus allerdings nur zwei Drittel selbst herstellen kann. Die fehlenden acht essenziellen, also lebensnotwendigen Aminosäuren müssen wir unserem Körper über die Nahrung zuführen.

Eine gesunde Mischkost – und nichts anderes ist die 1500-Kalorien-Diät – enthält ausreichend tierisches und pflanzliches Eiweiß, wobei fettarmes Fleisch, Fisch, Geflügel, Getreideprodukte, magere Milch und Milchprodukte und in geringen Mengen Eier die ergiebigsten Eiweiß-Lieferanten sind.

Kohlenhydrate

Kohlenhydrate sind der wichtigste Treibstoff unseres Organismus, da sie schnell verfügbare Energie liefern. Besonders wertvoll sind dabei die komplexen Kohlenhydrate, die sich aus zahlreichen Molekülen zusammensetzen und mit vielen Ballaststoffen in naturbelassenen Lebensmitteln wie Vollkorngetreide und -getreideprodukten, Kartoffeln, Reis, Obst und Gemüse vorkommen. Weil sie langsamer ins Blut gelangen als die so genannten Einfach- und Zweifachzucker, sättigen sie nachhaltiger, da sie den Blutzuckerspiegel über längere Zeit konstant halten. Einfach- und Zweifachzucker hingegen, wie sie etwa in Honig, Trauben- und Haushaltszucker vorkommen, kann der Körper rasch aufnehmen. Doch so schnell wie der Blutzucker steigt, fällt er dann auch wieder, was zu Leistungstiefs, Konzentrationsschwächen und Hungerattacken führt. Idealerweise sollten Sie die vom Körper benötigte Kohlenhydratmenge gleichmäßig über den Tag verteilen, da dann die Bauchspeicheldrüse entlastet wird und die persönliche Leistungskurve stabil bleibt. Bei übermäßigem Genuss von Kohlenhydraten speichert der Körper den Überschuss an Energie in Form von Fettpölsterchen für schlechte Zeiten.

Fett

Wegen ihrer hohen Energiedichte sind Fette der Energieträger Nummer eins. Neben ihrer Rolle als Hauptenergielieferant transportieren sie die fettlöslichen Vitamine A, D, E und K sowie die lebensnotwendigen essenziellen

Fettsäuren durch die Darmwand in den Blutkreislauf. Die Zugabe von Fett unterstützt zudem den Geschmack vieler Speisen, da die meisten Aromastoffe fettlöslich sind.
Alle Nahrungsfette, egal ob tierischen oder pflanzlichen Ursprungs, bestehen aus Glycerin und einer Mischung aus gesättigten, einfach und mehrfach ungesättigten Fettsäuren. Dabei bestimmen die Anteile der jeweiligen Fettsäuren die Eigenschaften und den Gesundheitswert eines Fettes. Grundsätzlich lohnt es sich, mit Fett beim Kochen vernünftig und maßvoll umzugehen, da sich über die Fettmenge ohne großen Verzicht die meisten Kalorien einsparen lassen.

Experten-Empfehlungen

Bei Empfehlungen zum Fettverzehr sind sich die Ernährungswissenschaftler erst in den letzten Jahren einig geworden. So werden heute von der DGE 60 bis 90 Gramm pro Tag empfohlen, wobei zu mehrfach ungesättigten Fetten (MUF) gegriffen werden sollte, da diese den Cholesterinspiegel positiv beeinflussen. Das heißt im Klartext: Gehen Sie mit Butter oder Margarine sparsam um. Bevorzugen Sie zum Braten und für Salate pflanzliche Öle wie Raps-, Walnuss- und Olivenöl. Greifen Sie zu magerem Käse und schränken Sie Ihren Wurstverzehr drastisch ein. Essen Sie einmal pro Woche eine kleine Portion Fettfische wie Lachs, Hering oder Makrele (etwa 70 g). Sie liefern wertvolle Omega-3-Fettsäuren, lassen die Entzündungen abklingen, verdünnen das Blut und senken den Blutdruck. In puncto Fleisch sollten Sie eine kleine Portion mageres gegrilltes Fleisch einem fettreichen Braten mit Sauce stets vorziehen. Essen Sie außerdem zu jeder Mahlzeit eine große Portion Gemüse oder Salat.

SO SOLLTE SICH IHRE NAHRUNG ZUSAMMENSETZEN

Nährstoff	Tagesbedarf in Prozent	Idealerweise ...
Eiweiß	15–20 Prozent	... aus magerem Fleisch und Fisch, mageren Milchprodukten und fettarmem Käse, Vollkornprodukten und Kartoffeln
Kohlenhydrate	55–60 Prozent	... aus Vollkornprodukten, Kartoffeln, Gemüse, Hülsenfrüchten, Salaten und Obst, die gleichzeitig auch noch wertvolle Ballaststoffe liefern
Fett	30 Prozent	... in Form von einfach und mehrfach ungesättigten Fettsäuren, wie sie in Sonnenblumen-, Distel- und Maiskeimöl vorkommen, und in geringen Mengen auch aus fettem Fisch

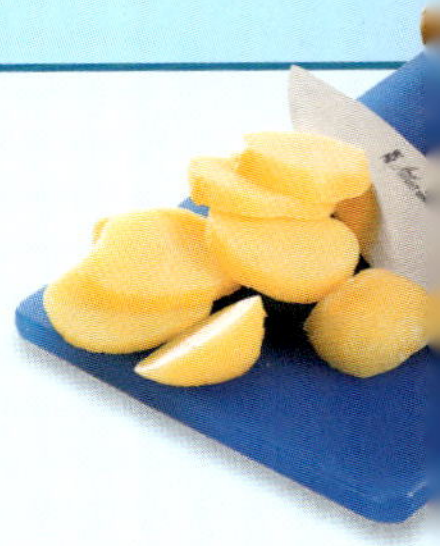

Hand aufs Herz: Was wissen Sie über Kalorien und Ernährung?

Informationen über Essen und Trinken, Ernährung und Gesundheit strömen permanent auf uns ein. Doch was davon speichern wir tatsächlich ab oder bringen es in Verbindung mit unseren Gewohnheiten und Problemen? Hier haben Sie die Gelegenheit, Ihr Ernährungswissen auf Herz und Nieren zu prüfen. Bei den nachfolgenden Fragen sind teilweise auch mehrere Antworten richtig. Viel Spaß beim Beantworten des Tests! Die Auflösung finden Sie auf Seite 126.

1. Cholesterinspiegel wird nachweislich gesenkt durch ...

a) Olivenöl
b) Distelöl
c) Sonnenblumenöl

2. Zum Braten nicht geeignet ist ...

a) Maiskeimöl
b) Olivenöl
c) Margarine

3. Versteckte Fette in großen Mengen liefern ...

a) Fisch
b) Wurst
c) Kartoffeln

4. Pflanzliche Öle enthalten besonders viel(e) ...

a) mehrfach ungesättigte Fettsäuren
b) Cholesterin
c) Eiweiß

5. Vergleichsweise wenig Kalorien enthält ...

a) eine Vinaigrette
b) ein Joghurt-Dressing
c) ein italienisches Dressing

6. Kartoffeln sollten idealerweise zubereitet werden als ...

a) Pellkartoffeln
b) Pommes frites
c) Folienkartoffeln

7. 200 g Pellkartoffeln mit Schale haben ...

a) ca. 200 kcal
b) ca. 180 kcal
c) ca. 140 kcal

8. Nudeln haben am wenigsten Fett und Kalorien mit ...

a) einer einfachen Tomatensauce
b) einer Hackfleischsauce
c) einer Käsesauce

9. Ein gehäufter Esslöffel geriebener Parmesan (20 g) dazu liefert ...

a) ca. 10 g Fett
b) ca. 8 g Fett
c) ca. 5 g Fett

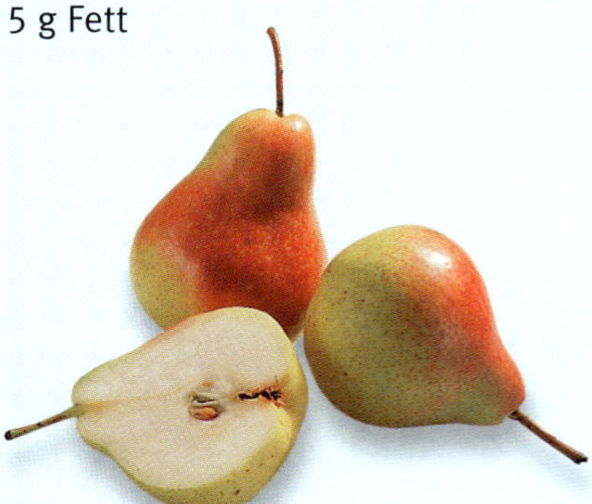

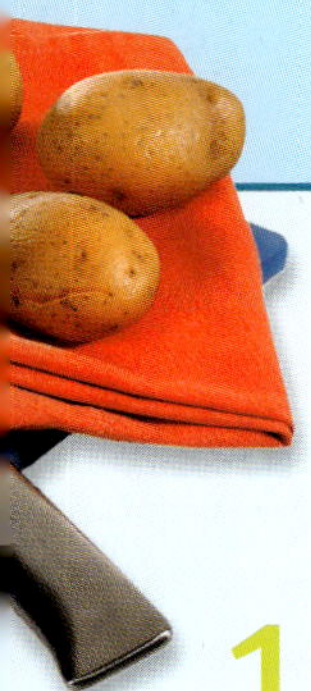

10. **Eiergerichte und Aufläufe sind besonders ...**

a) fettreich
b) cholesterinarm
c) sättigend

11. **Suppen werden kalorienreicher durch ...**

a) Sahne und Crème fraîche
b) Würstchen und Käse
c) frische Kräuter und Gewürze

12. **1/4 l Erbsensuppe mit einem Wiener Würstchen hat ...**

a) ca. 400 kcal
b) ca. 500 kcal
c) ca. 600 kcal

13. **Saucen machen Kartoffeln und Gemüse ...**

a) zum Dickmacher
b) bekömmlicher
c) vitaminreicher

14. **Eine Portion Spargel (500 g) mit 1 Portion Hollandaise hat ...**

a) ca. 150 kcal
b) ca. 250 kcal
c) ca. 350 kcal

15. **Ein ideales Dessert besteht aus ...**

a) frischen Früchten
b) Obstsalat
c) Roter Grütze

16. **250 Gramm frische Erdbeeren liefern ...**

a) ca. 150 kcal
b) ca. 80 kcal
c) ca. 50 kcal

17. **Zwei Kugeln Vanilleeis (60 ml) haben im Durchschnitt ...**

a) 100 kcal
b) 150 kcal
c) 200 kcal

18. **Der ideale Fleischverzehr liegt bei ...**

a) 5-mal pro Woche
b) 2- bis 3-mal pro Woche
c) einer Portion ab und zu

19. **Ein Filetsteak vom Rind (150 g) liefert viel(e) ...**

a) Eiweiß
b) Fett
c) Vitamine der B-Gruppe

20. **Wenn Fisch schonend zubereitet wird, ist er ...**

a) leicht verdaulich
b) ein hervorragender Eiweißlieferant
c) nicht so wertvoll wie Fleisch

21. **Eine Portion Kabeljau (150 g) liefert viel(e) ...**

a) Jod
b) Fett
c) Kohlenhydrate

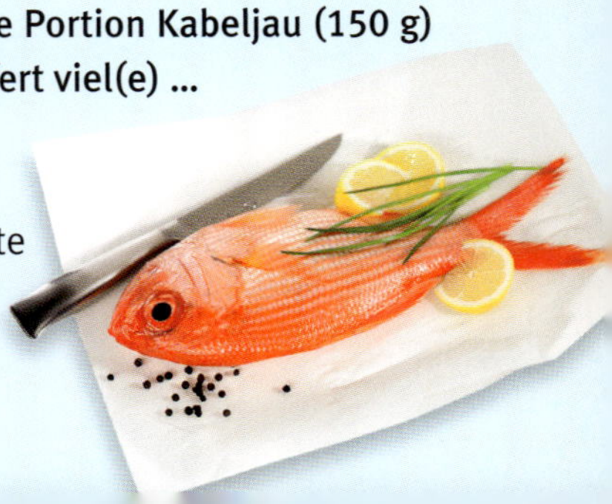

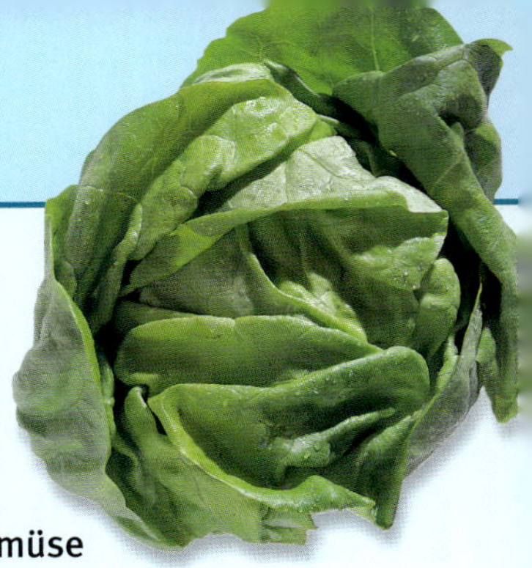

22. **Die nährstoffschonendste Garmethode ist ...**

a) das Dünsten
b) das Dämpfen
c) das Schmoren

23. **Besonders viel Fett benötigt man beim ...**

a) Braten
b) Grillen
c) Frittieren

24. **Eine Portion Pommes (150 g) hat durchschnittlich ...**

a) 130 kcal
b) 230 kcal
c) 330 kcal

25. **Die Deutsche Gesellschaft für Ernährung empfiehlt pro Tag ...**

a) 150 g Obst und 150 g Gemüse
b) 250 g Obst und 200 g Gemüse
c) 250–300 g Obst und 400 g Gemüse

26. **Die meisten Nährstoffe verliert Gemüse beim ...**

a) Lagern
b) Putzen
c) Garen

27. **Obst, Gemüse und Salat sollten möglichst ...**

a) erntefrisch sein
b) makellos aussehen
c) aus einheimischem Anbau stammen

28. **Salat, Gemüse und Obst liefern ...**

a) leere Kalorien
b) wertvolle Vitamine und Mineralstoffe
c) Fett nur in Spuren

29. **Käse und Käseprodukte sind generell reich an ...**

a) Eiweiß
b) Kalzium
c) Kohlenhydraten

30. **Eine Scheibe Butterkäse (25 g, 60 % Fett i. Tr.) liefert ...**

a) ca. 15 g Fett
b) ca. 12 g Fett
c) ca. 9 g Fett

31. **Eine Scheibe Butterkäse (25 g, 30 % Fett i. Tr.) hat ...**

a) ca. 10 g Fett
b) ca. 8 g Fett
c) ca. 4 g Fett

32. **Milchprodukte sind in der Regel sehr ...**

a) eiweißreich
b) fettreich
c) ballaststoffreich

33. **In einem Glas Vollmilch (250 ml) stecken ...**

a) ca. 100 kcal
b) ca. 120 kcal
c) ca. 160 kcal

34. **Ein Becher Sahne (200 g, 30 % Fett) hat …**
a) ca. 850 kcal
b) ca. 620 kcal
c) ca. 550 kcal

35. **Fleisch- und Wurstwaren enthalten …**
a) viele versteckte Fette
b) Zusatzstoffe
c) Kohlenhydrate

36. **100 g Salami enthalten durchschnittlich …**
a) 52 g Fett
b) 33 g Fett
c) 27 g Fett

37. **Ein Paar Wiener Würstchen (100 g) hat …**
a) ca. 28 g Fett
b) ca. 37 g Fett
c) ca. 42 g Fett

38. **Wer wenig Fett bevorzugt, greift zu bei …**
a) gekochtem Schinken
b) Geflügelwurst
c) Lachsschinken

39. **Ein Gramm Fett bringt es tatsächlich auf …**
a) rund 4 kcal
b) rund 7 kcal
c) rund 9 kcal

40. **Das Sättigungsgefühl setzt normalerweise ein nach …**
a) 10 Minuten
b) 20 Minuten
c) 30 Minuten

41. **Isotonische Getränke lassen sich gut ersetzen durch …**
a) ein Glas Colagetränk
b) ein Glas Tomatensaft
c) ein Glas Apfelschorle

42. **Rund 200 Kalorien beim Treppensteigen verbraucht man in …**
a) 16 Minuten
b) 19 Minuten
c) 24 Minuten

43. **Rund 300 Kalorien in 22 Minuten verbraucht der Körper beim …**
a) Fußballspielen
b) Golfspielen
c) Squashspielen

44. **Bei der Morgengymnastik verbraucht man ca. 100 kcal in …**
a) 16 Minuten
b) 23 Minuten
c) 36 Minuten

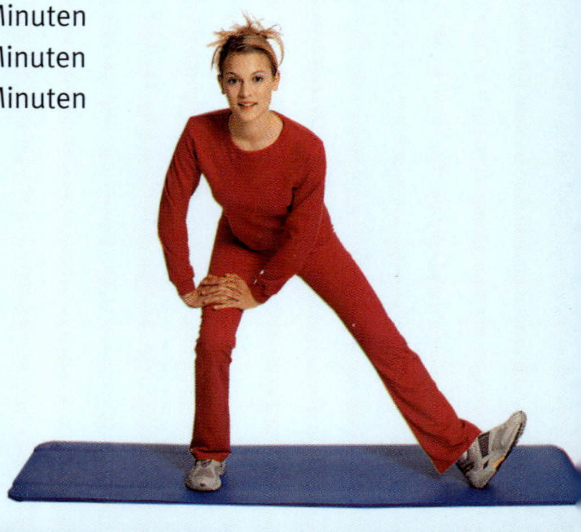

Qualität vor Quantität

In vielen Haushalten kommen Fleisch und Fleischprodukte fast immer noch täglich auf den Tisch. Doch ein hoher Fleischverzehr bedeutet auch eine erhöhte Zufuhr an gesättigten Fettsäuren, Cholesterin und Säure bildenden Purinen, die aus dem im Fleisch enthaltenen Eiweiß stammen. All dies kann vor allem längerfristig zu gesundheitlichen Schäden führen. Die Deutsche Gesellschaft für Ernährung rät deshalb zu maximal drei Fleischmahlzeiten mit insgesamt etwa 450 g magerem Fleisch pro Woche – eine Empfehlung, die häufig weit überschritten wird.

Ob Fleisch dazu beiträgt, dass wir länger und gesünder leben, wird von einigen Wissenschaftlern seit langem heiß diskutiert. Tatsache ist: Ein gutes Stück Fleisch steht auch für Genuss und Lebensfreude. Es enthält außerdem reichlich biologisch hochwertiges Eiweiß, das unser Körper in dieser Form nicht selbst herstellen kann. Daneben liefert Fleisch verschiedene Vitamine, speziell der B-Gruppe, und Mineralstoffe wie zum Beispiel Eisen, das unser Körper aus tierischen Lebensmitteln sehr viel besser verwerten kann als aus pflanzlichen.

Es spricht also nichts dagegen, ein Stück Fleisch zu genießen, wenn es in Maßen geschieht und es sich dabei um magere Stücke handelt, die idealerweise von Tieren aus artgerechter Haltung stammen. Damit die Energiebilanz am Ende stimmt, sollten Sie jedoch auf fettreiche Zubereitungsarten wie etwa Panieren oder Frittieren verzichten und keine kalorienreichen Beilagen dazu servieren.

KALORIEN UND FETTE

Fleisch und Geflügel	kcal/ 100 g	Fett (g)/ 100 g	g/ 300 kcal
• Kalbsfilet	95	0,8	315
• Rehkeule	97	1,3	310
• Kalbshaxe	98	1,6	305
• Kalbsschnitzel	99	1,8	300
• Schweinefilet	104	2,0	290
• Geflügelfilet	105	1,0	285
• Schweineschnitzel	106	1,9	285
• Hirschfleisch	112	3,3	270
• Lammfilet	112	3,4	270
• Rinderfilet	121	4,0	250
• Rinderlende	130	4,5	230
• Schweinekotelett	150	5,2	200
• Hähnchenkeule	174	11,2	170
• Rinderhackfleisch	216	14,0	140
• Gemischtes Hackfleisch	260	20,0	115
• Lammkotelett	348	32,0	85

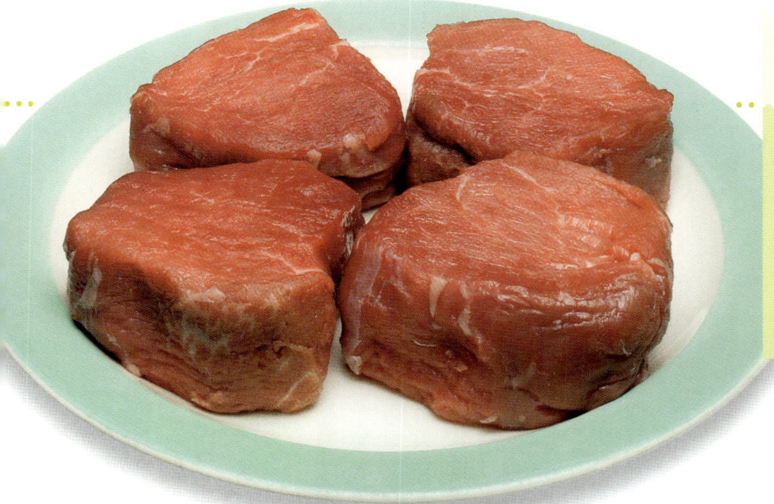

● 315 g Kalbsfilet

4,4 g Fett (gesamt)
0,6 g MUF
65,8 g Eiweiß
+ Kohlenhydrate (gesamt)
220 mg Cholesterin

300 kcal

=

● 85 g Lammkotelett

27,2 g Fett (gesamt)
0,9 g MUF
12,6 g Eiweiß
+ Kohlenhydrate (gesamt)
59,5 mg Cholesterin

300 kcal

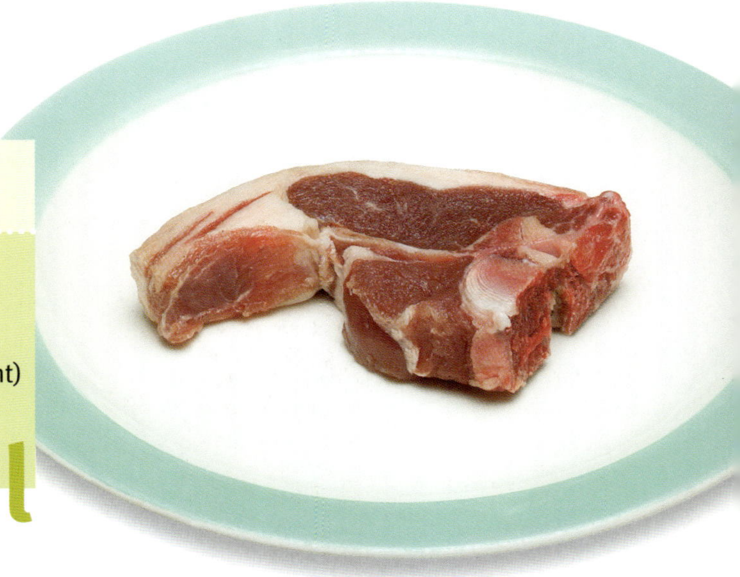

+ nur in Spuren enthalten

Eiweiß aus Fluss, See und Meer

Fisch ist gesund, das ist unbestritten, schließlich decken bereits 200 g Fischfilet den Tagesbedarf eines Erwachsenen an tierischem Eiweiß. Außerdem ist Fisch leichter verdaulich als beispielsweise Fleisch, er enthält viele Mineralstoffe, Spurenelemente und Vitamine und ist – abgesehen von einigen wenigen Ausnahmen – fettarm. Und wenn denn einmal in begrenzter Menge Fett enthalten ist, zeichnet sich dieses durch einen hohen Anteil an mehrfach ungesättigten Fettsäuren, darunter auch die besonders wertvollen Omega-3-Fettsäuren, aus. Seefische und Meeresfrüchte liefern obendrein als einziges Nahrungsmittel Jod, das für die Bildung des Schilddrüsenhormons Tyroxin wichtig ist. Doch das ist nicht alles: Seefisch enthält auch noch beachtliche Mengen der Spurenelemente Kupfer und Selen. Während Kupfer die Bildung von Kollagen und Elastin im Bindegewebe sowie den Eisentransport im Blut unterstützt, schützt Selen zusammen mit Vitamin E, C und Beta-Karotin vor freien Radikalen.
Rund 14 kg Fisch und Fischwaren hat jeder Deutsche laut Statistik im Jahr 2002 verbraucht. Allerdings entfallen 40 Prozent des Fischverzehrs auf nur 18 Prozent der Bevölkerung. Schade, denn wer Figur und Gesundheit Gutes tun möchte, sollte zweimal pro Woche frischen Fisch auf den Tisch bringen. Dabei sind Dämpfen, Dünsten, Grillen und Pochieren die optimalen Zubereitungsmethoden, da sie nicht nur schonend und fettarm sind, sondern auch noch maximalen Fischgenuss garantieren.

KALORIEN UND FETTE

Fisch und Meeresfrüchte	kcal/ 100 g	Fett (g)/ 100 g	g/ 300 kcal
• Miesmuscheln	57	2,0	525
• Kabeljaufilet	68	+	440
• Tintenfisch	73	0,9	410
• Flussbarsch	81	0,8	370
• Seelachs	81	0,9	370
• Zander	83	0,7	360
• Seezunge	83	1,4	360
• Scholle	86	1,9	350
• Garnelen	87	1,4	345
• Forelle	102	2,7	295
• Rot-/Goldbarsch	105	3,6	285
• Karpfen	115	4,8	260
• Sardine	118	4,5	255
• Lachs	202	13,6	150
• Thunfisch	226	15,5	135
• Atlantik-Hering	233	17,8	130
• Aal	281	24,5	105

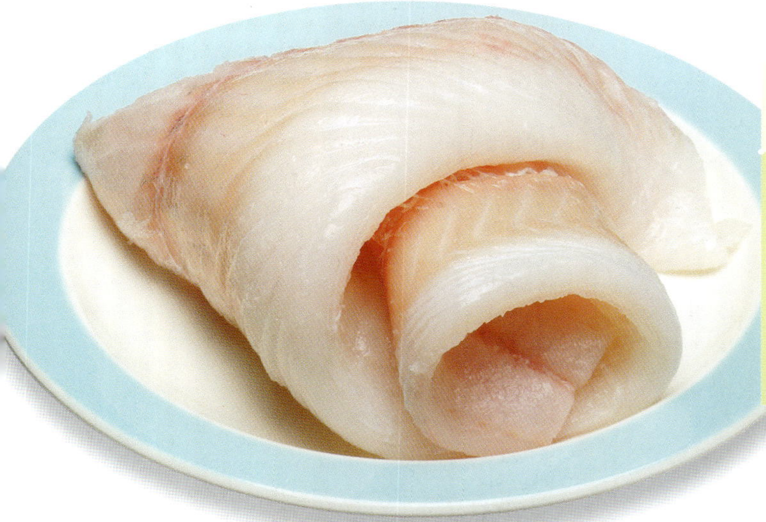

● **440 g Kabeljaufilet**

+ Fett (gesamt)
+ MUF
74,8 g Eiweiß
+ Kohlenhydrate (gesamt)
132 mg Cholesterin

300 kcal

=

● **150 g Lachs**

20,4 g Fett (gesamt)
6,3 g MUF
29,8 g Eiweiß
+ Kohlenhydrate (gesamt)
66 mg Cholesterin

300 kcal

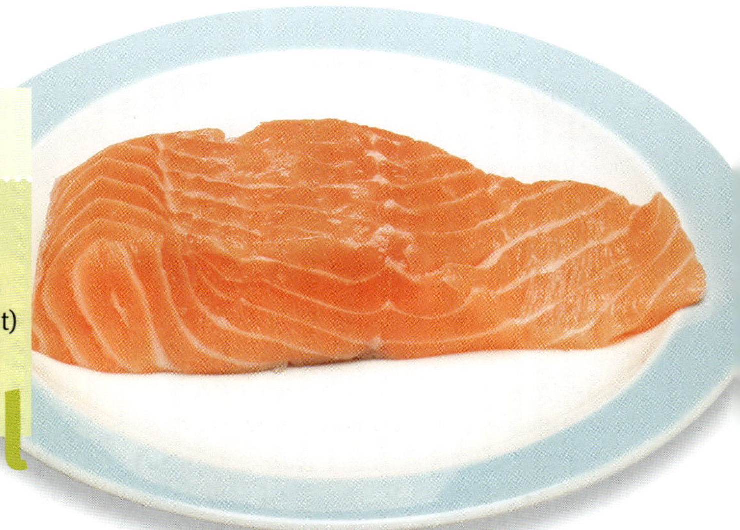

+ nur in Spuren enthalten

Versteckspiel mit Fetten

Wurst- und Fleischwaren gehören bei uns zu den beliebtesten Lebensmitteln. Mit rund 1500 verschiedenen Sorten können wir uns sogar Weltmeister der Wurstvielfalt nennen. Doch wer auf sein Gewicht achtet, sollte Wurst nur mit Einschränkungen genießen, denn fast kein anderes industriell zubereitetes Nahrungsmittel bringt es auf so viele versteckte gesättigte Fette.
Leberwurst, Leberkäse, Salami, Knackwürste & Co. bestehen zu rund einem Drittel aus Fett. Sicher, es gibt es einen Grenzwert für den Speckanteil in der Wurst. Doch so lange dieser eingehalten wird, muss der Speck in der Zutatenliste nicht extra ausgewiesen werden. Ein Beispiel verdeutlicht das: Eine Delikatess-Lyoner, hergestellt aus 67 Prozent Schweine- und Rindfleisch und zehn Prozent Speck, darf mit einem »Fleischanteil« von 77 Prozent werben, da der Speckanteil unter dem zulässigen Grenzwert liegt.
Wer beim Frühstück trotzdem auf seine Scheibe Wurst nicht verzichten möchte, sollte zu magerem Schinken oder Geflügelwurst greifen und als Ausgleich die Butter oder Margarine darunter weglassen. Bestreichen Sie Ihr Brot stattdessen mit Tomatenmark, geriebenem Meerrettich oder etwas Senf, die allesamt fast fettfrei und kalorienarm sind.
Nutzen Sie die Tatsache, dass es heute viele klassische Wurstsorten auch als abgespeckte Version mit Puten- und Geflügelfleisch gibt. Sie sind nicht nur in puncto Kalorien, sondern auch geschmacklich eine gute Alternative für figurbewusste Wurstfans.

KALORIEN UND FETTE

Wurstsorten	kcal/ 100 g	Fett (g)/ 100 g	g/ 300 kcal
Pute in Aspik	99	3,3	305
Magere Geflügelwurst	108	4,8	280
Lachsschinken	116	4,4	260
Kochschinken	125	3,7	240
Puten-Bierschinken	165	16,5	180
Bierschinken	169	11,4	175
Puten-Schinkenwurst	198	13,2	150
Geflügel-Mortadella	198	16,5	150
Jagdwurst	205	16,2	145
Leberwurst (mager)	257	21,0	115
Frankfurter Würstchen	272	24,4	110
Wiener Würstchen	296	28,3	100
Leberkäse	297	27,5	100
Knackwurst	300	28,0	100
Blutwurst	301	29,0	100
Leberpastete	314	28,6	95
Salami	371	33,0	80

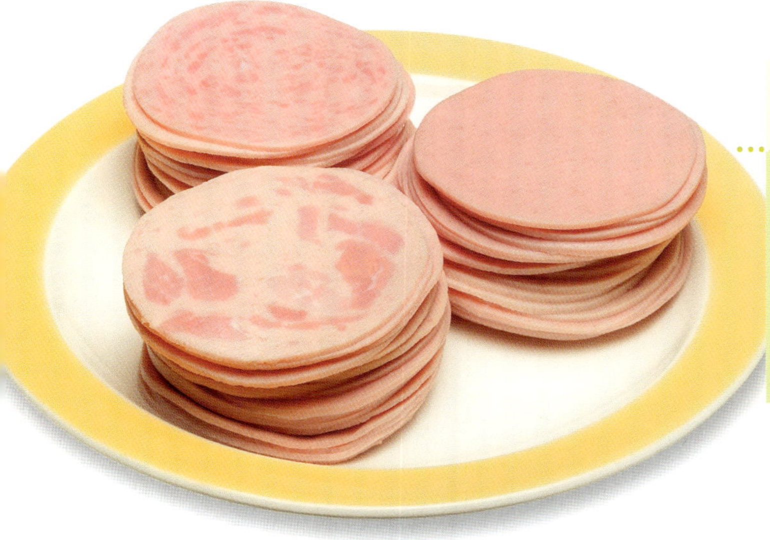

● **280 g Geflügelwurst**

13,4 g Fett (gesamt)
3,4 g MUF
45,3 g Eiweiß
\+ Kohlenhydrate (gesamt)
* Cholesterin

300 kcal

=

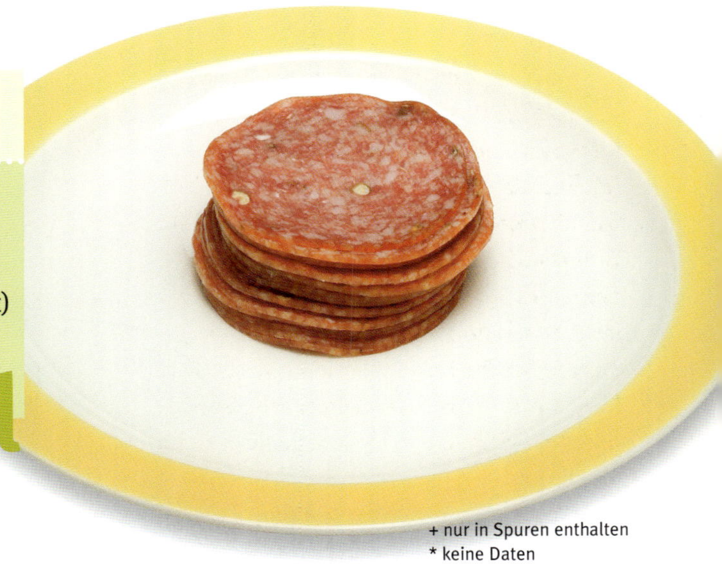

● **80 g Salami**

26,4 g Fett (gesamt)
4,0 g MUF
14,8 g Eiweiß
\+ Kohlenhydrate (gesamt)
68 mg Cholesterin

300 kcal

\+ nur in Spuren enthalten
* keine Daten

Köstlichkeiten, die es in sich haben

Wie die Milch, aus der er hergestellt wird, so ist auch Käse reich an hochwertigen Inhaltsstoffen: Eiweiß, Milchfett und Mineralstoffe – hier ist vor allem Kalzium zu nennen – Spurenelemente und Vitamine. Mit nur 100 g Käse kann ein Erwachsener seinen täglichen Eiweißbedarf zu 45 Prozent decken, mit 100 g Hartkäse den Bedarf an Kalzium sogar zu 100 Prozent. Dabei ist Käse nicht gleich Käse: Der Nährstoffgehalt hängt von der jeweiligen Käsesorte ab, doch als Faustregel gilt: Je härter ein Käse, umso mehr Kalzium enthält er. Weltweit gibt es rund 4000 verschiedene Käsesorten, die sich in Milchsorte und Art der Herstellung, in Geschmack, Alter und Fettgehalt unterscheiden. Ebenso international wie die Käsevielfalt ist auch die Klassifizierung des Fettgehalts. Die Angabe »Fett i.Tr.« (Fettgehalt in der Trockenmasse) gibt an, wie viel Fett ein Käse tatsächlich enthält, egal ob es sich um wasserreichen und damit voluminöseren Frisch- oder wasserarmen und damit mengenmäßig komprimierten Hartkäse handelt. Dafür wird vom Gewicht des Käses der gesamte Wasseranteil abgezogen, wodurch man die Trockenmasse erhält. Sie dient schließlich als Basis für die Berechnung des Fettanteils i.Tr. Der reale Fettgehalt beträgt demnach nur etwa ein Drittel bis die Hälfte des Fetts in der Trockenmasse.
Wer abnehmen möchte, sollte zu Käse mit höchstens 30 % Fett i. Tr. greifen – was heute kein Problem mehr ist, da viele Käsesorten in Light-Versionen angeboten werden. Fettarmer Käse eignet sich aber nicht zum Überbacken!

KALORIEN UND FETTE

Käsesorten	kcal/ 100 g	Fett (g)/ 100 g	g/ 300 kcal
Körniger Frischkäse	81	2,9	370
Speisequark (20 % Fett i.Tr.)	109	5,1	275
Frischkäsezubereitung (20 % Fett i.Tr.)	134	7,5	225
Butterkäse (30 % Fett i.Tr.)	244	15,4	125
Kuhmilch-Mozzarella	255	19,8	120
Schmelzkäse (45 % Fett i.Tr.)	270	23,6	110
Camembert (45 % Fett i.Tr.)	285	22,3	105
Gouda (40 % Fett i.Tr.)	300	22,3	100
Raclette (45 % Fett i.Tr.)	343	28,0	90
Leerdamer (45 % Fett i.Tr.)	352	27,6	85
Parmesan (37 % Fett i.Tr.)	375	25,8	80
Bergkäse, Appenzeller (45 % Fett i.Tr.)	386	30,0	80
Weichkäse mit Blauschimmel (70 % Fett i.Tr.)	413	40,0	75

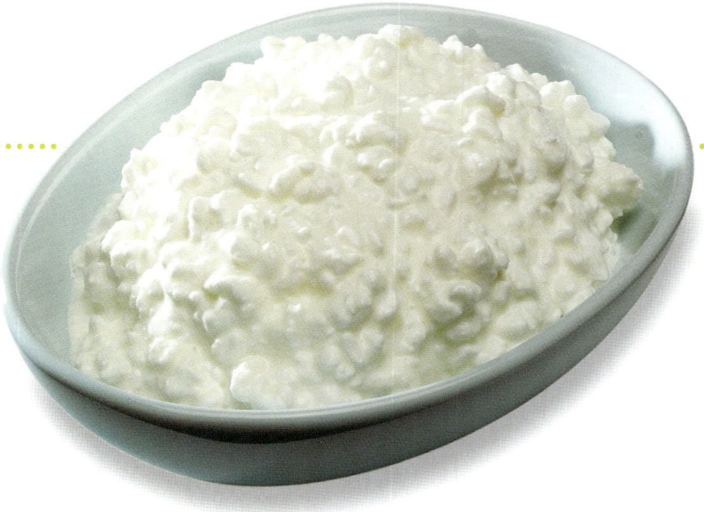

370 g körniger Frischkäse

10,7 g Fett (gesamt)
0,4 g MUF
50,3 g Eiweiß
+ Kohlenhydrate (gesamt)
37 mg Cholesterin

300 kcal

=

75 g Weichkäse mit Blauschimmel (70 % Fett i.Tr.)

30,0 g Fett (gesamt)
1,2 g MUF
9,9 g Eiweiß
+ Kohlenhydrate (gesamt)
84 mg Cholesterin

300 kcal

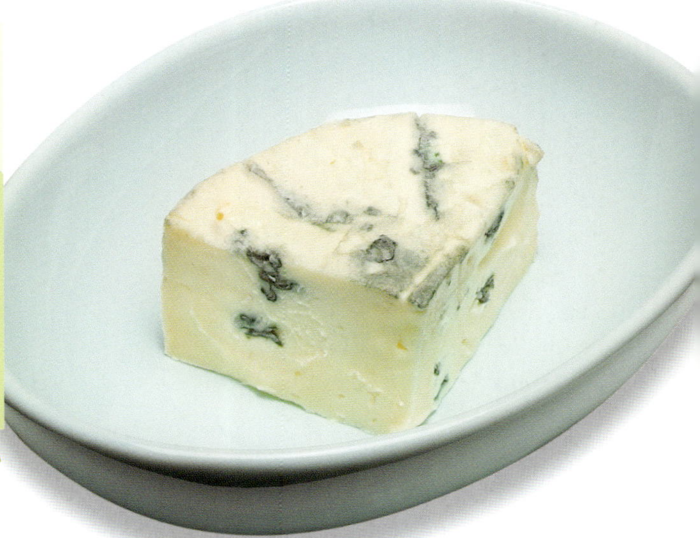

+ nur in Spuren enthalten

Ran an die Fettarmen!

Milch ist beileibe kein Durstlöscher, sondern vielmehr ein hochwertiges Lebensmittel, dessen natürlicher Fettgehalt bei rund vier Prozent liegt. Ein Glas Vollmilch (250 ml) enthält neben Eiweiß, Kalzium, Vitaminen und Spurenelementen dementsprechend auch reichlich Fett und bringt es auf stolze 160 Kalorien. Die gleiche Menge fettarme, teilentrahmte Milch dagegen liefert nur 118 Kalorien. Ganz ohne Fett sollte die Milch allerdings nicht sein, denn viele der enthaltenen Vitamine sind fettlöslich. Das bedeutet, dass sie vom Körper nur in Kombination mit Fett aufgenommen werden können, das Milch mit entsprechendem Fettanteil gleich mitliefert.
Milchprodukte wie Joghurt, Kefir oder Sauerrahm bestehen wie ihr Ausgangsprodukt, die Milch, fast ausschließlich aus den beiden Komponenten Milchfett und Eiweiß. Das Milchfett liefert pro Gramm rund neun Kalorien, Eiweiß jedoch nur vier. Produkte mit hohem Fettanteil enthalten weniger Eiweiß und damit automatisch auch mehr Kalorien. Wenn Sie auf Ihre Figur achten möchten, sollten Sie bei Milch, Joghurt & Co. deshalb immer zu den fettarmen oder fettreduzierten Varianten greifen, die dann eben statt des Fetts entsprechend mehr gesundes Eiweiß liefern.
In der italienischen Küche ersetzt man bei Saucen die Sahne übrigens ganz oder zumindest teilweise durch die wesentlich fettärmere Milch. Versuchen Sie diesen Trick auch einmal – Sie werden feststellen, weder Sie noch Ihre Gäste werden die eingesparten Kalorien geschmacklich vermissen.

KALORIEN UND FETTE

Milch, Milchprodukte und Eier	kcal/ 100 g	Fett (g)/ 100 g	g/ 300 kcal
• Buttermilch	35	0,5	850
• Joghurt (1,5 %)	44	1,5	680
• Fettarme Milch (1,5 %)	47	1,5	640
• Joghurt (3,5 %)	61	3,5	490
• Kefir (1,5 %)	61	3,5	490
• 1 Ei (Größe S)	67	4,9	4,5 St.
• Milch (3,8 %)	67	3,8	450
• 1 Ei (Größe M)	81	5,9	3,5 St.
• Milchpudding	94	1,2	320
• Milchreis ohne Sauce	105	2,6	285
• Saure Sahne (10 %)	117	10,0	255
• Kaffeesahne (10 %)	123	10,5	245
• Kondensmilch (10 %)	176	10,1	170
• Schmand (24 %)	239	24,0	125
• Crème fraîche (30 %)	297	30,2	100
• Schlagsahne (30 %)	309	31,7	95
• Crème double	408	43,0	75

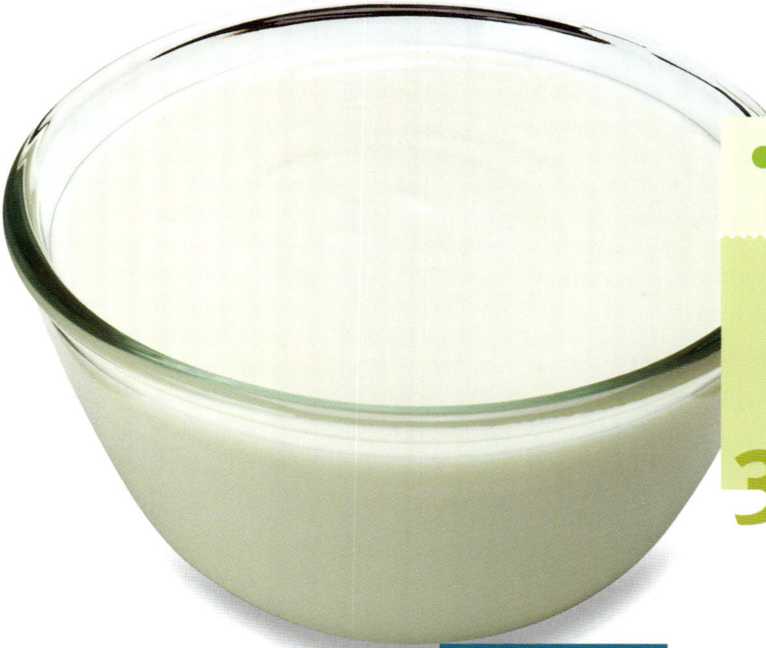

680 g fettarmer Joghurt (1,5 % Fett)

10,2 g Fett (gesamt)
0,5 g MUF
23,1 g Eiweiß
27,8 g Kohlenhydrate (gesamt)
34 mg Cholesterin

300 kcal

=

75 g Crème double

32,2 g Fett (gesamt)
1,2 g MUF
1,8 g Eiweiß
2,1 g Kohlenhydrate (gesamt)
98 mg Cholesterin

300 kcal

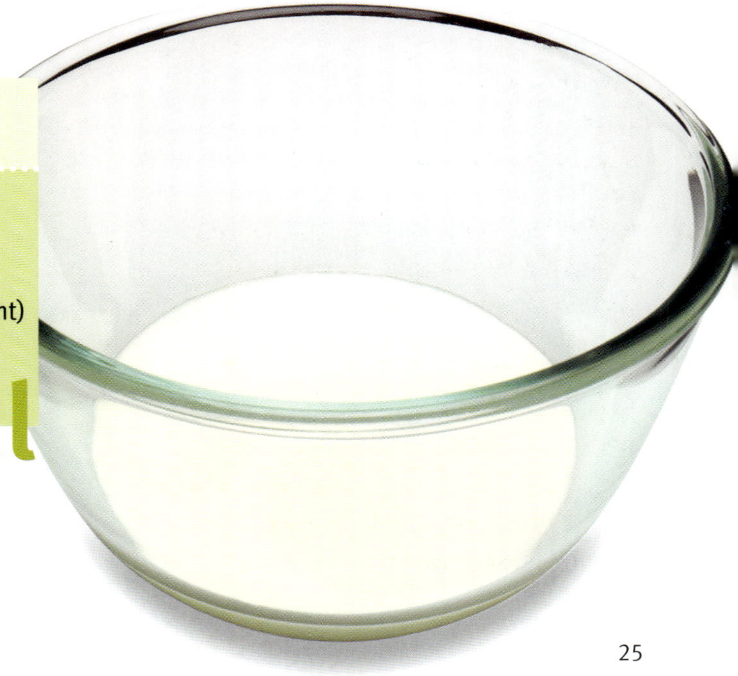

Wasser = Basis aller Durstlöscher

Erwachsene verlieren täglich über Haut und Atmung, Urin und Stuhlgang mehr als zwei Liter Wasser, die dem Körper wieder zugeführt werden müssen, damit die Wasserbilanz des Körpers aufs Neue im Gleichgewicht bleibt. Wenn es nur um die Zufuhr der Flüssigkeit ginge, wäre Trinkwasser bestens geeignet, wenn … ja wenn da nicht Genuss und Geschmack wären, die uns nach Alternativen zum klaren Wasser suchen lassen.
Wir können heute aus einer Vielzahl von Getränken wählen, denen eines gemeinsam ist: Sie enthalten als Hauptbestandteil Wasser. Darüber hinaus liefern die meisten noch andere, bisweilen sehr gesunde Substanzen: die Milch tierisches Eiweiß, Frucht- oder Gemüsesäfte wertvolle Vitamine und Mineralstoffe. Doch Vorsicht, industriell hergestellte Fruchtsäfte enthalten neben Vitalstoffen auch eine beträchtliche Menge Zucker und Chemie, während Gemüsesäfte relativ viel Kochsalz aufweisen, das vom Körper dann wieder ausgeschieden werden muss – und dazu braucht er erneut Wasser. Auch alkohol- und koffeinhaltige Getränke helfen nur scheinbar – in Wirklichkeit entziehen auch sie dem Körper Wasser. Greifen Sie anstelle von süßen Limonaden und Eistees lieber zu selbst gepressten oder naturreinen Obst- und Gemüsesäften, die Sie im Verhältnis 1:3 mit Mineralwasser verdünnen, oder verwandeln Sie ungesüßte Früchte- und Kräutertees in selbst gemachte Eistees mit Durstlösch-Garantie. Wichtig: Warten Sie nicht auf Durstsignale Ihres Körpers, sondern trinken Sie bereits vorher.

KALORIEN UND FETTE

Getränke	kcal/ 100 ml	Fett (g)/ 100 ml	l/ 300 kcal
• Wasser	0	0	Endlos
• Apfelschorle (1:3)	10	+	1,6
• Tomatensaft	17	0,1	1,75
• Möhrensaft	22	+	1,35
• Alkoholfreies Bier	25	0	1,2
• Frischer Grapefruitsaft	36	0,1	0,85
• Eistee mit Zitrone	39	0	0,76
• Colagetränke	43	0	0,7
• Pils	43	0	0,7
• Frischer Orangensaft	46	0,2	0,65
• Limonaden	47	0	0,65
• Radler	48	0	0,6
• Fruchtsaftgetränke	49	0	0,6
• Apfelsaft	57	+	0,5
• Qualitätswein, rot	67	0	0,45
• Qualitätswein, weiß	70	0	0,4
• Sekt	83	0	0,35

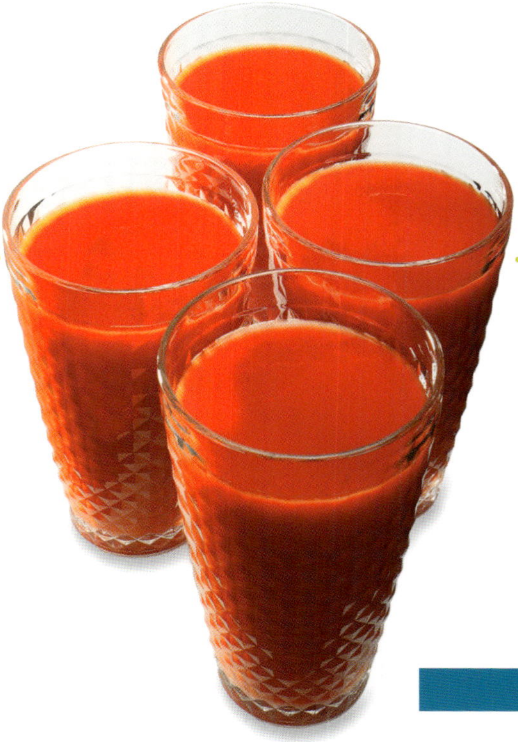

1,75 l Tomatensaft

1,7 g Fett (gesamt)
\+ MUF
14,0 g Eiweiß
50,7 g Kohlenhydrate (gesamt)
1,7 g Ballaststoffe

300 kcal

=

0,45 l Qualitätswein, rot

0,0 g Fett (gesamt)
0,0 g MUF
0,9 g Eiweiß
11,7 g Kohlenhydrate (gesamt)
0,0 g Ballaststoffe

300 kcal

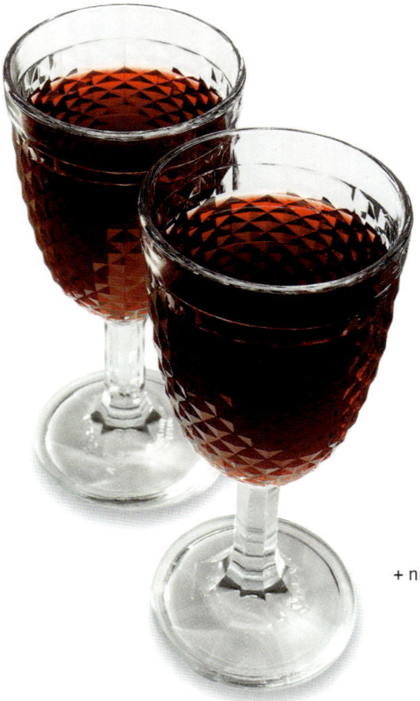

\+ nur in Spuren enthalten

Beilagen – clever kombiniert ein kalorienarmer Genuss

Eine warme Mahlzeit besteht in der Regel aus drei Komponenten: dem Haupteiweißlieferanten Fleisch, Geflügel oder Fisch, kohlenhydratreichen Beilagen wie Reis, Nudeln oder Kartoffeln sowie vitalstoffreichem Gemüse oder Salat. Bei allen drei Komponenten können Sie durch kluges Auswählen der Nahrungsmittel sowie durch die richtige Zusammenstellung der einzelnen Bausteine reichlich Fett und damit Kalorien einsparen.
Ein Beispiel: Ein gegrilltes Putensteak ist zwar mager und damit kalorienarm, doch wenn es mit Pfeffer-Sahne-Sauce, Pommes frites und Buttererbsen serviert wird, ist das Gesamtergebnis sehr fett- und kalorienreich. Der Kaloriengehalt einer Mahlzeit wird also nicht allein vom Fettgehalt von Fleisch und Fisch, sondern auch davon bestimmt, was wir dazu servieren. Wer also klug auswählt und kombiniert, bekommt viel Genuss bei geringer Kalorienzahl!

Kartoffeln haben's in sich!

Kartoffeln sind ein optimales Nahrungsmittel, denn sie enthalten viel Vitamin C, B_1, B_2 und B_6 sowie die Mineralstoffe Kalium, Magnesium, Phosphor und Mangan. Von allen pflanzlichen Lebensmitteln haben Kartoffeln das wertvollste Eiweiß, das in Kombination mit Eiern und Milchprodukten sogar die Wertigkeit von Fleischeiweiß übertrifft. Die gesunden Knollen sind – in Form von Pell- oder Folienkartoffeln – extrem figurfreundlich. Sie können aber auch schnell zum Dickmacher werden, wenn sie beispielsweise als Bratkartoffeln oder Pommes frites zubereitet werden, denn dann decken Sie fast ein Drittel Ihres gesamten Tagesbedarfs an Fett mit einer Portion. Hier die Fakten: 200 g gedämpfte Kartoffeln bringen es auf 140 Kalorien, 200 g Pommes frites dagegen mit 440 Kalorien und 20 g Fett auf mehr als das Dreifache.

Ab und zu »Ja sagen« zum Genuss

Wenn die Lust auf Reibekuchen oder Kartoffelgratin von Zeit zu Zeit allzu groß wird, sollten Sie durchaus einmal schwach werden und genießen! Damit die Reue hinterher nicht überhand nimmt, hier unser Tipp: Betrachten Sie die leckeren Kartoffelspezialitäten als eigenständige Hauptmahlzeit, die Sie mit Kräuterquark, Möhrengemüse oder einem großen bunten Salat kombinieren.

> TIPP

ERSTE HILFE BEI EINLADUNGEN

Wenn Sie bei einer Einladung oder im Restaurant doch einmal mit dem Klassiker »Fleisch-, Fisch- oder Geflügelgericht mit Beilagen und Sauce« konfrontiert werden, hilft folgende Regel weiter: Essen Sie nur eine kleine Portion Fleisch oder Fisch und nehmen Sie möglichst wenig Sauce dazu, denn beides liefert viel Fett und Cholesterin. Greifen Sie dafür bei gedünstetem Gemüse, Rohkost oder Salaten mit leichtem Dressing zu und bevorzugen Sie Pell-, Salz- oder Folienkartoffeln anstelle von Bratkartoffeln oder Pommes frites.

Nudeln = gebündelte Energie

Teigwaren und Nudeln sind ideale Energielieferanten. Aufgrund der in ihnen enthaltenen Stärke machen sie nachhaltig satt, sind dabei leicht verdaulich und enthalten nur wenig Fett, dafür aber reichlich Mineralstoffe wie Kalium, Magnesium, Phosphor und Fluor sowie die Vitamine A, E, B_1 und B_2.

Die Nudelvielfalt heute ist kaum noch überschaubar: In verschiedenen Farben und Formen, frisch und getrocknet, mit und ohne Ei liegen sie in den Regalen. Entscheidend für den Geschmack und die Kocheigenschaften von Nudeln ist vor allem die Qualität des Hartweizenmehls oder -grießes, aus dem die Teigwaren hergestellt sind, und dem andere Mehlarten, wie etwa Vollkornmehle, untergemischt werden. Einige Nudeln enthalten Eier, wodurch sie in der Konsistenz etwas lockerer und geschmeidiger und im Geschmack vollmundiger werden. Leider findet sich in Eiernudeln auch Cholesterin, weswegen Sie häufiger zu Nudeln ohne Ei, wenn möglich mit einem Vollkornanteil aus Grünkern, Dinkel, Buchweizen, Roggen oder Hirse greifen sollten. Sie enthalten reichlich Ballaststoffe, machen schon in kleinen Mengen satt, regen die Verdauung an und schmecken angenehm nussig.

Wie für die Kartoffeln, so gilt auch für Nudeln: Gehaltvoll werden sie erst durch schwere Saucen, Sahne, Butter und Käse.

Reis – Power aus dem Korn

Obwohl Reis eines der vielfältigsten Lebensmittel und eine der am häufigsten angebauten Getreidesorten ist, wird er hauptsächlich dort gegessen, wo er wächst, und das ist vorzugsweise in Asien. Bei uns ist Reis immer noch eine eher seltene Beilage zu saucenreichen Gerichten – und das, obwohl das hochwertige Lebensmittel wichtige Vital-, Nähr- und Ballaststoffe enthält. Das im Reis enthaltene Fett ist sehr wertvoll, da es viele mehrfach ungesättigte Fettsäuren liefert. Wichtig ist auch, dass Reis weder Cholesterin noch Gluten enthält und sogar einen höheren Eiweißgehalt hat als etwa Kartoffeln und Produkte aus Roggen oder Weizen.

> **› TIPP**
>
> **REIS – ALS NATURVERSION BESONDERS WERTVOLL**
>
> Naturreis, also ungeschälter Reis, wird nur entspelzt, das heißt, er besitzt noch Silberhäutchen und Keimling. Deshalb enthält er mehr Vitamine und Mineralstoffe, aber auch fast fünfmal mehr Fett als weißer Reis. Er schmeckt aromatisch, hat eine längere Kochzeit und reagiert bei Lagerung empfindlich auf Licht und Wärme. Eine Alternative zum Naturreis ist der Parboiled Reis. Diese Sorte enthält trotz Entfernen des Silberhäutchens und des Keims noch drei Viertel der Vitamine und Mineralstoffe. Bevor nämlich die Strohhülse entfernt wird, werden in einem speziellen Verfahren die Vitalstoffe ins Innere des Reiskorns gepresst.

Brot – mit der Kraft des ganzen Korns

Mit rund 300 verschiedenen Brotsorten ist Deutschland Weltmeister in der Sparte Brotvielfalt. Und auch die knapp 87 kg Brot pro Jahr – das sind täglich vier Scheiben Brot und ein Brötchen pro Person – sind europäische Spitze. Doch aller Statistik zum Trotz sollten Sie nicht zu oft in den Brotkorb greifen, denn gerade in Kombination mit Butter liefert Brot einen Mix aus Kohlenhydraten und Fett, der schnell auf die Hüften wandert.
Der Nährwert eines Brotes wird vor allem von der Mehlsorte und dem Ausmahlungsgrad bestimmt. Dabei gilt die Faustregel: Je höher der Ausmahlungsgrad (Typenzahl), umso mehr ist vom ganzen Getreidekorn und seinen Nährwerten im Mehl und damit auch im Brot enthalten. Vollkornmehl hat beispielsweise einen hohen Ausmahlungsgrad (90 g Mehl aus 100 g Getreide) und enthält dementsprechend neben vielen Vitaminen und Mineralstoffen auch reichlich Ballaststoffe, die lange satt machen.

Saucen – Balanceakt zwischen Genuss und Fett

Sicher, eine gelungene Sauce kann ein Gericht in den kulinarischen Himmel heben. Fatal ist allerdings, dass sich parallel dazu mit jedem Löffel Sauce auch die Fettkalorien erbarmungslos nach oben schrauben. Selbst kalorienarmes Gemüse wird mit einer Sauce Hollandaise schnell zur Kalorienbombe. Wer sich diese Fettkalorien sparen möchte, kann die Saucen entweder in winzigen Mengen genießen oder konsequent sein Kochverhalten ändern.
So müssen Bratensaucen nicht unbedingt mit Sahne oder Crème fraîche verfeinert werden, auch frische Kräuter verleihen ein herrliches Aroma. Das Bratfett als Saucenbasis zu verwenden ist sehr geläufig. Die Sauce wird aber um vieles magerer, wenn Sie zunächst das Bratfett abgießen und dann den Bratensatz mit Wein oder Brühe loskochen. Außerdem sollten Sie sichtbares Fett stets von Saucen abschöpfen oder es mit Küchenpapier entfernen. Frisches Gemüse braucht übrigens keine schweren Saucen, im Gegenteil: Viele Gemüsesorten büßen dadurch sogar ihren zarten Eigengeschmack ein.

> TIPP

GEMÜSE – BESSER GEHT'S NICHT

Regional, saisonal und ökologisch erzeugt – diese drei Prinzipien sind bei Gemüse eine Garantie für Qualität und Geschmack. Kein Wunder, entwickelt Gemüse sein volles Aroma und alle wertvollen Inhaltsstoffe nur dann, wenn es reif geerntet und – bis auf wenige Arten (Hülsenfrüchte, Knollen und Kürbisse) – möglichst erntefrisch verzehrt wird. Wer auch bei der Zubereitung möglichst wenig Vitalstoffe verlieren möchte, sollte seinen Einkauf schnellstmöglich verarbeiten und nicht klein geschnitten über längere Zeit der Luft aussetzen oder gar in Wasser legen.

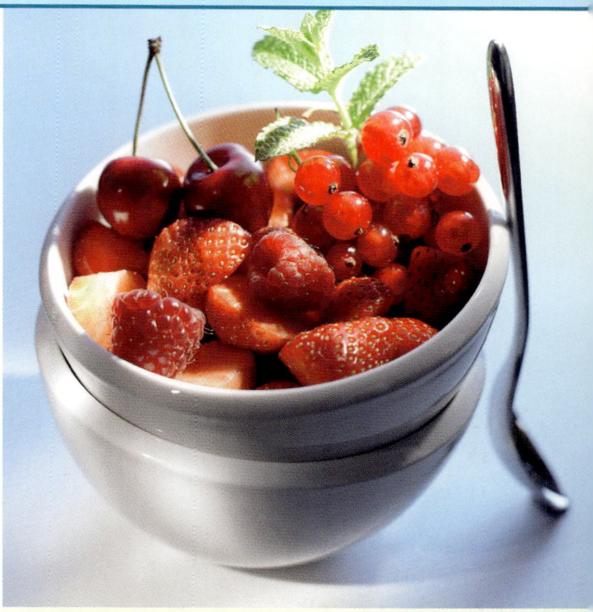

Nichts wie her mit frischen Früchtchen! Prall gefüllt mit wertvollen Vitalstoffen garantieren sie stets gesunden Genuss ohne Reue.

Gemüse – am besten saisonal und erntefrisch

Die ganze Ladung wertvoller Vitamine, Mineralstoffe und sekundärer Pflanzenstoffe ist nur in erntefrischem Gemüse enthalten, denn bereits beim Transport und der anschließenden Lagerung gehen viele Nährstoffe verloren. Weitere Verluste kommen dann beim Putzen, Waschen und Garen hinzu, sodass am Ende oft nicht mehr viel übrig bleibt vom ehemals gesunden Genuss.

Manchmal ist es besser, auf Tiefkühlprodukte zurückzugreifen. Dieses Gemüse stammt von Vertragsbauern und wird erntefrisch schockgefroren, dabei bleiben fast alle Nährstoffe erhalten. Wer gerne Gemüse isst, kann also ruhig bei Gemüsebeilagen zugreifen, wenn diese entsprechend zubereitet sind.

Salate – das Dressing macht's

Liebstes Gericht vieler ernährungsbewusster Menschen ist der Salat: Knackig-frisch, kalorienarm und vitalstoffreich bietet eine Vielzahl von Salatarten reichlich Möglichkeiten für frische Variationen, und das zu jeder Jahreszeit. Da auch Salat schon bald nach der Ernte viele wertvolle Inhaltsstoffe verliert, sollte er möglichst frisch gekauft und erst kurz vor dem Zubereiten geputzt, schonend gewaschen und zerkleinert werden.

Damit Salat auch wirklich der Fit-Macher bleibt, der er eigentlich ist, muss das richtige Dressing her: Vergessen Sie schwere Vinaigrettes oder fette Dressings! Leichte Saucen auf Joghurt- oder Sauerrahm-Basis sind ideal.

Früchte zu jeder Tageszeit

Fünfmal täglich, so empfiehlt die Deutsche Gesellschaft für Ernähung, sollte der Mensch zu Pflanzenfrischkost greifen und dabei 250 bis 300 g Obst und 400 g Gemüse verzehren. Und das dürfte kaum ein Problem sein, denn Obst liefert nicht nur viele Nährstoffe, sondern schmeckt auch köstlich.

Die meisten Obstsorten bestehen zu mehr als 80 Prozent aus Wasser, enthalten wenig Fett und Eiweiß, dafür umso mehr Ballaststoffe, gut verwertbaren Fruchtzucker, Vitamine, Mineralstoffe und Spurenelemente. Hinzu kommen so genannte sekundäre Pflanzenstoffe wie etwa Duft-, Aroma- und Farbstoffe, die – auch in kleinen Mengen – auf den menschlichen Stoffwechsel positiv wirken. Viele sekundären Pflanzenstoffe gelten zudem als krebsvorbeugend und -hemmend.

Die Garmethoden – hier wird richtig Fett gespart!

Durch die Wahl der richtigen Zubereitungsart lassen sich viele überflüssige Kalorien einfach und ohne Geschmacksverluste einsparen. Denn nicht nur der Nährstoffgehalt der verwendeten Lebensmittel entscheidet über den Fettgehalt eines Gerichts, sondern auch die Garmethode. So können Sie etwa ein fettarmes Kalbsschnitzel in ein fettreiches Gericht verwandeln, indem Sie es als paniertes Schnitzel oder als Cordon bleu mit gekochtem Schinken und fettem Käse gefüllt servieren. Und auch knackiges Gemüse wird durch das Garen in reichlich Butter oder mit einer Béchamelsauce schnell zum Dickmacher.

Schlankmacher Wok: Fürs Braten im chinesischen Topf brauchen Sie wenig Fett und erhalten doch maximalen Geschmack.

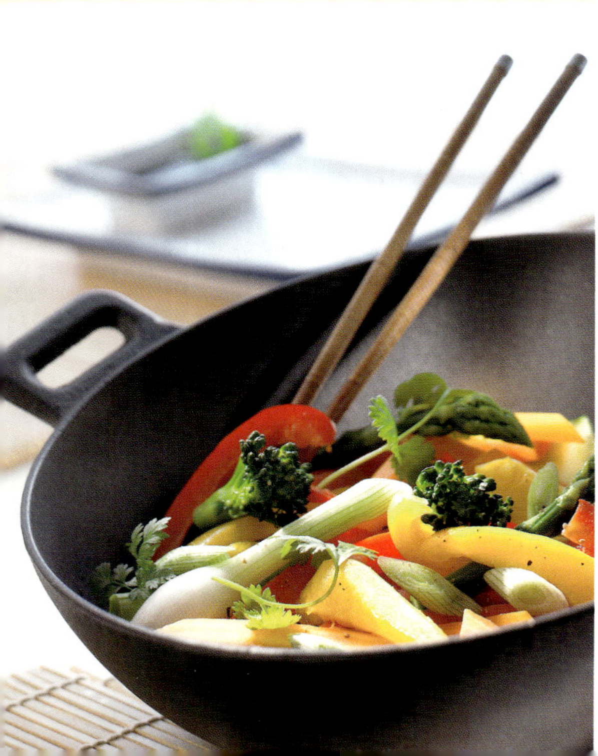

»Naturbelassen, leicht und damit gesünder« könnte dementsprechend Ihr Küchenmotto für die Zukunft sein. Damit dies gelingt, sollten ein Schnellkochtopf mit Siebeinsatz zum Dämpfen und beschichtete Bratpfannen fürs Anbraten mit wenig Fett auf jeden Fall zum Kücheninventar zählen.

Kochen

Von Kochen spricht man, wenn Gerichte in relativ viel Flüssigkeit gegart werden. Nudeln, Reis und Hülsenfrüchte, die zum Quellen Flüssigkeit benötigen, werden grundsätzlich gekocht; ebenso Suppen, Eintöpfe und Saucen. Dabei hat das Kochen Vor- und Nachteile: Das Garen in Wasser macht viele Nahrungsmittel zwar leichter bekömmlich, es gehen aber auch Nährstoffe wie etwa wasserlösliche Vitamine in die Kochflüssigkeit über. Deshalb diese nicht weggießen, sondern beispielsweise als Saucengrundlage verwenden.

Dämpfen

Beim Dämpfen wird das Gargut in einem Siebeinsatz über heißem Dampf besonders nährstoffschonend gegart, da die Nahrungsmittel mit der Flüssigkeit selbst nicht in Berührung kommen. Egal ob es sich um Dampf von Wasser, Brühe oder Wein handelt, wichtig ist, dass der Kochtopf gut schließt und die Flüssigkeit immer leicht köchelt, da sich nur so ausreichend Dampf bildet. Unser Tipp: Fügen Sie der Dämpfflüssigkeit Gewürze zu, so erhalten Fleisch, Fisch und Gemüse zusätzliches Aroma.

Dünsten

Wenn Lebensmittel im geschlossenen Topf bei einer Temperatur von etwa 100° im eigenen Saft oder in wenig zusätzlicher Flüssigkeit mit nur wenig Fett gegart werden, spricht man von Dünsten. Dünsten lässt sich aber auch in Folie, indem Fisch, Fleisch, Gemüse oder Kartoffeln mit Gewürzen in leicht gefettete Alufolie eingeschlagen und anschließend im Backofen gegart werden. Dabei wird das Gargut aber nicht gebräunt.

Pochieren

Darunter versteht man das Garziehen von Speisen in einer Flüssigkeit, die knapp unterhalb des Siedepunkts gehalten wird. Meist wird die Flüssigkeit mit würzenden Zutaten vorher kurz aufgekocht und dann erst das Gargut eingelegt. Wichtig ist, die Hitze permanent zu kontrollieren, damit die Flüssigkeit nicht zu köcheln beginnt. Pochieren ist vor allem für Fisch geeignet.

Blanchieren

Beim Blanchieren wird das Gargut wenige Sekunden bis Minuten in sprudelnd kochendem, leicht gesalzenem Wasser bissfest gegart und anschließend kurz in Eiswasser oder kaltes Wasser getaucht, um den Garprozess zu stoppen. So bleibt nicht nur das Gemüse knackig, sondern auch der größte Teil der wertvollen Vitalstoffe erhalten. Am besten schwenken Sie das Gemüse anschließend nur in wenig zerlassener Butter oder in etwas Olivenöl und bestreuen es zuletzt mit gehackten Kräutern.

Braten

Wird das Gargut in einer Pfanne, einem Topf oder offen im Backofen in oder mit heißem Fett gegart, spricht man von Braten. Wer beschichtete Pfannen und Töpfe verwendet, kann hier viel Fett sparen – vorausgesetzt, er verzichtet auf Pananden, die das Bratfett regelrecht aufsaugen. Das Braten im Folienbratschlauch im Backofen ist übrigens eine schonende und fettarme Alternative.

Schmoren

Beim Schmoren wird Fleisch oder Gemüse zuerst angebraten, dann mit Flüssigkeit aufgegossen und bei geringer Hitze zugedeckt geschmort. Durch das Anbraten und die relativ lange Kochzeit kommt es bei dieser Garmethode zu hohen Nährstoffverlusten.

Grillen

Gemüse, Fisch, Geflügelteile und Fleisch lassen sich beinahe fettlos grillen, wenn der Rost oder die Grillfläche vorher nur leicht eingefettet werden. Beim Grillen gart das Gargut durch die direkte Strahlungshitze. Dadurch gerinnt das Einweiß in den äußeren Schichten und eine schützende Kruste entsteht, die Saft, Aromen und Nährstoffe einschließt. Vorsicht ist eigentlich nur dann geboten, wenn Fett in die Glut tropft und dabei Krebs erregende Benzpyrene bildet, die mit dem Rauch aufsteigen und sich am Fleisch absetzen. Abgeraten wird vom Grillen von gepökelten Fleisch- und Wurstwaren, da sich dabei Krebs erregende Nitrosamine bilden.

DIE 1500-KALORIEN-DIÄT

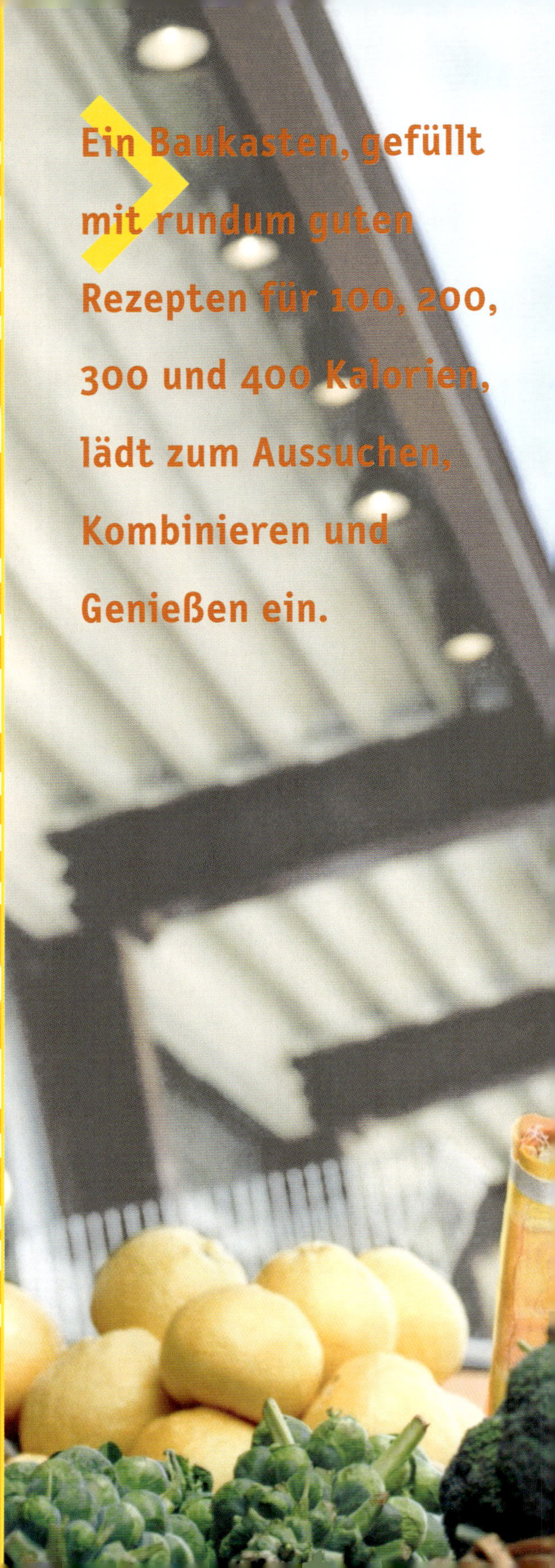

Ein Baukasten, gefüllt mit rundum guten Rezepten für 100, 200, 300 und 400 Kalorien, lädt zum Aussuchen, Kombinieren und Genießen ein.

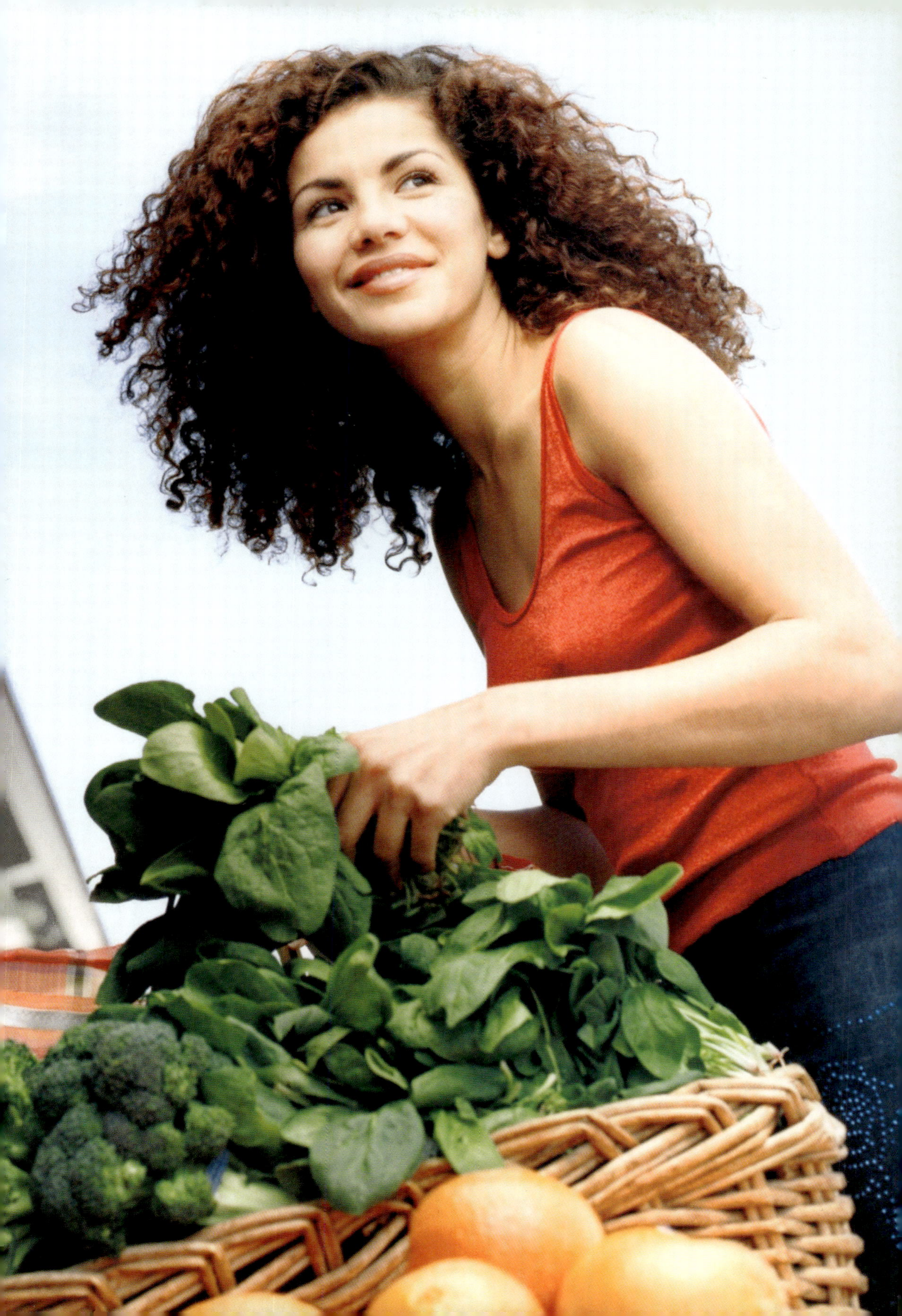

Mit Kalorien-Bausteinen spielend leicht zum Wunschgewicht

»Endlich ein System, das nicht mehr verspricht, als es tatsächlich halten kann!« Wenn diese Aussage Ihren Gedanken zum Klever-Baukastensystem nahe kommt, sollten Sie es einfach tun: Steigen Sie ein in ein Programm, mit dem Sie abnehmen und Ihr Wunschgewicht anschließend auch halten können.

Einfacher geht's kaum

Und gerade der Einstieg ist einfach, eben so einfach wie das Prinzip dieser Diät: Sie greifen täglich in einen großen Rezept-Baukasten und stellen sich Ihren Speiseplan für jeden Tag aus den einzelnen Komponenten selbst zusammen. Das Angebot reicht von Frühstücksideen und Snacks über Nudeln und Reis bis hin zu Desserts, die ehrlicherweise auch in einer Diät nicht fehlen sollten. Insgesamt finden Sie neun verschiedene Rezeptgruppen sowie die Rubrik Saucen und mehr. Alle Baukasten-Gerichte haben eine runde Kalorienzahl, nämlich 100, 200, 300 oder 400 Kalorien.

> **› TIPP**
>
> **SO KÖNNTE EIN KLEVER-DIÄT-TAG MIT 1500 KALORIEN AUSSEHEN:**
>
> **Morgens:** **200 kcal** Bircher-Müsli (Seite 40)
>
> **Snack:** **200 kcal** Kräuterquark auf Vollkornbrötchen (Seite 43)
>
> **Mittags:** **100 kcal** Tomatensuppe mit saurer Sahne (Vorspeise, Seite 50)
> **400 kcal** Tagliatelle mit Kalbfleischsauce (Hauptgericht, Seite 60)
> **100 kcal** Pfirsich-Granita (Dessert, Seite 108)
>
> **Snack:** **200 kcal** Chicorée-Orangen-Salat mit Geflügel (Seite 79)
>
> **Abends:** **300 kcal** Käseteller mit Pumpernickel-Talern (Seite 45)

Fünf Mahlzeiten, auf die Sie sich freuen können

Pro Tag dürfen Sie sich aus unseren Vorschlägen fünf Mahlzeiten mit insgesamt 1500 Kalorien zusammenstellen. Wer zu den Bewegungsmuffeln zählt oder sein Wunschgewicht einfach schneller erreichen möchte, reduziert die tägliche Kalorienmenge auf 1200 Kalorien. Falls Sie einmal Heißhunger auf etwas Süßes bekommen, versuchen Sie, wenn möglich nicht zu Schokolade oder anderen fett- und zuckerreichen Süßigkeiten zu greifen. Essen Sie stattdessen lieber eines unserer leckeren Desserts oder frisches Obst.

Bunte Vielfalt für jeden Tag!

Wenn Sie sich Ihre Tagespläne zusammenstellen, sollten Sie auf möglichst viel Abwechslung achten. Wenn's zum Frühstück bereits Käse gab, sollten Sie an diesem Tag auf weitere Gerichte mit Käse verzichten. Genießen Sie stattdessen mittags oder abends möglichst eine kohlenhydratreiche Mahlzeit, wie etwa einen Risotto oder ein Nudelgericht.
Salate als Hauptmahlzeiten sind grundsätzlich kein Problem, denn Salate und rohes Gemüse haben so gut wie keine Kalorien,

sodass auch große Portionen erlaubt sind. Wenn Sie dann noch beim Dressing auf fette Zutaten verzichten, schlägt der Salat im Durchschnitt mit nur rund 100 Kalorien zu Buche – kaum mehr als eine leichte Suppe oder eines unserer Desserts.
Eine leckere Alternative zu Salat ist Gemüse, das Sie entweder kurz blanchieren (siehe Seite 32) oder in wenig Gemüsebrühe dünsten.

Durst löschen nicht vergessen

Auch wenn Sie nicht immer großen Durst verspüren, sollten Sie täglich zwei bis drei Liter trinken. Damit die Getränke nicht unnötig auf der Kalorienliste auftauchen, sollten Sie zu solchen ohne oder mit nur sehr wenig Kalorien greifen: Morgens sind ungezuckerte Tees ideal, doch auch ein Kaffee ist nicht tragisch, wenn Sie nur wenig Zucker dazu nehmen oder ihn mit Süßstoff trinken. Wer seinen Kaffee nicht schwarz mag, sollte auf fettarme Milch ausweichen. Den Durst des Resttages löschen Sie idealerweise mit acht Gläsern natrium- und kohlensäurearmem Mineralwasser, das Ihrem Körper hilft, die beim Abnehmen anfallenden Schlackenstoffe schneller auszuscheiden. Wer partout kein Wasser mag, kann es im Verhältnis 3:1 oder 4:1 mit reinem Fruchtsaft aufpeppen.

Im Restaurant geschickt wählen

Da Sie auf vielen Speisekarten Gerichte finden, die durchaus diättauglich sind, sind Restaurantbesuche nicht tabu. Mit magerem gegrilltem Fleisch oder Fisch liegen Sie immer richtig. Essen Sie dazu eine große Portion Salat und verlangen Sie das Dressing separat. Ist die Lust auf etwas Üppiges zu groß, bestellen Sie einfach eine halbe Portion. Und wenn's doch einmal zu viel war – nicht ärgern, sondern am nächsten Tag mit neuer Energie weitermachen!

› WICHTIG!

REZEPTE MIT ÜBERBLICK

Alle Rezeptkapitel starten mit einem Überblick: »Was ist bei Auswahl und Zubereitung der Lebensmittel besonders zu beachten«, »Wo lassen sich einfach (Fett-)Kalorien sparen« oder »Was kombiniert man am besten damit« sind nur einige Aspekte, die Sie dort vorfinden. Damit Sie ein besseres Gefühl dafür bekommen, bei welchen Gerichten Sie zugreifen beziehungsweise sich zurückhalten sollten, finden Sie hier außerdem eine Tabelle mit gängigen Rezepten: Sie deckt auf, wo die wahren Kalorien- und Fettfallen liegen, und macht deutlich, wie groß die Unterschiede sind: Schließlich ist es nicht egal, ob man für 100 Kalorien reichlich Spargel bekommt oder sich für die gleiche Anzahl Kalorien mit einer Fünftel Paprikaschote zufrieden geben muss. Alle nachfolgenden Rezepte sind für zwei Personen berechnet. Wenn Sie für sich allein kochen, halbieren Sie die Zutatenmengen oder genießen den Rest einfach am nächsten Tag.

Auf die Auswahl kommt es an

Um gut in den Tag zu starten sollten Sie sich ausreichend Zeit fürs Frühstück nehmen und Ihre erste Mahlzeit des Tages sorgfältig zusammenstellen. Keine Sorge, das bedeutet nicht, dass Sie von nun an all Ihre persönlichen Vorlieben aufgeben müssen. Häufig sind es nur kleine Änderungen im Ernährungsverhalten, die bald sichtbare Erfolge zeigen. Wer zum Beispiel gern ein Brot mit Konfitüre zum Frühstück isst, muss darauf nicht gänzlich verzichten. Doch falls Sie bisher Brot und Brötchen aus Weißmehl bevorzugt haben, sollten Sie diese von nun an durch Vollkornbrötchen & Co ersetzen, da Vollkornprodukte einen hohen Anteil an komplexen Kohlenhydraten aufweisen, die nur langsam abgebaut werden und für einen konstanten Blutzuckerspiegel sorgen. Dadurch fühlen Sie sich länger satt und Heißhunger-Attacken gehören der Vergangenheit an. Verwenden Sie als Brotaufstrich anstelle von Butter oder Margarine einen leichten Frischkäse oder Quark, den Sie mit einer Konfitüre bestreichen, die möglichst wenig Zucker enthält – am besten selbst gemacht mit einem 1:3-Einmachzucker.
Hier noch einige Kalorien-Spartipps: Ein weiches Ei hat weniger Fett als Spiegeleier mit Speck. Verzichten Sie auf fette Wurstsorten wie Salami oder Leberwurst; greifen Sie zu den mageren Sorten und essen Sie dazu Tomaten oder Gurken. So sparen Sie schon morgens Fett, ohne das Gefühl zu haben, auf etwas zu verzichten. Und die Regel, »Morgens wie ein König genießen« hat auch weiterhin ihre Gültigkeit!

KALORIEN UND FETTE

Frühstücksideen und Snacks	kcal/ Portion	Fett (g)/ Portion
• 1 Becher fettarmer Naturjoghurt mit 100 g Erdbeeren oder Himbeeren ohne Zucker	100	2
• 1 Portion Früchtemüsli (40 g) ohne Zuckerzusatz mit 1/8 l fettarmer Milch	200	4
• 1 Roggenbrötchen mit 20 g Frischkäse (20 % Fett i.Tr.), 50 g Geflügelwurst und 1 Tomate	200	5
• 1 Portion Honigmelone (200 g) mit 25 g Parmaschinken	200	8
• 1 Laugenbrezel mit 10 g Butter	200	9
• 1 Weizenbrötchen mit 10 g Butter und 1 TL Erdbeerkonfitüre	200	9
• 1 Scheibe Roggenbrot mit 10 g Butter und 1 Scheibe Gouda (40 % Fett i.Tr.)	250	15
• 1 Bagel mit 20 g Doppelrahmfrischkäse und 1 Scheibe Räucherlachs	300	22
• 1 Paar Wiener Würstchen (100 g) mit Senf und 1 Roggenbrötchen	400	29

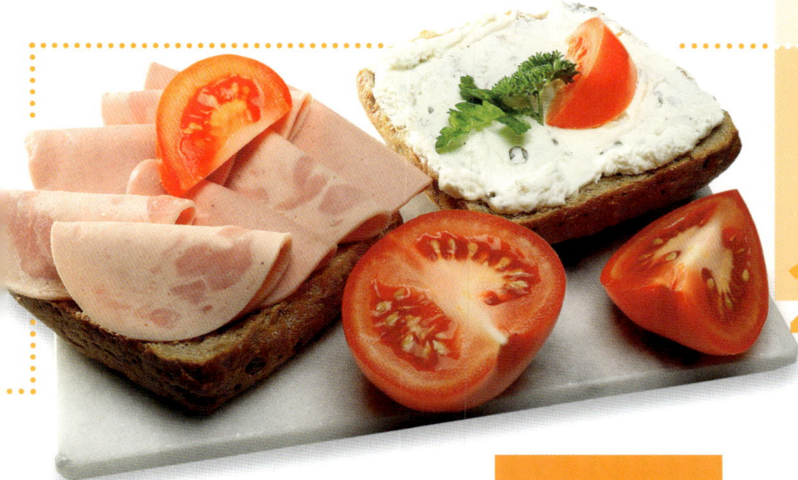

1 Roggenbrötchen mit Frischkäsezubereitung und Geflügelwurst

4,7 g Fett (gesamt)
0,4 g MUF
15,4 g Eiweiß
22,7 g Kohlenhydrate (gesamt)
5,0 g Ballaststoffe

200 kcal

=

1 Wiener Würstchen mit Senf und 1/2 Roggenbrötchen

14,6 g Fett (gesamt)
0,1 g MUF
7,0 g Eiweiß
9,8 g Kohlenhydrate (gesamt)
2,0 g Ballaststoffe

200 kcal

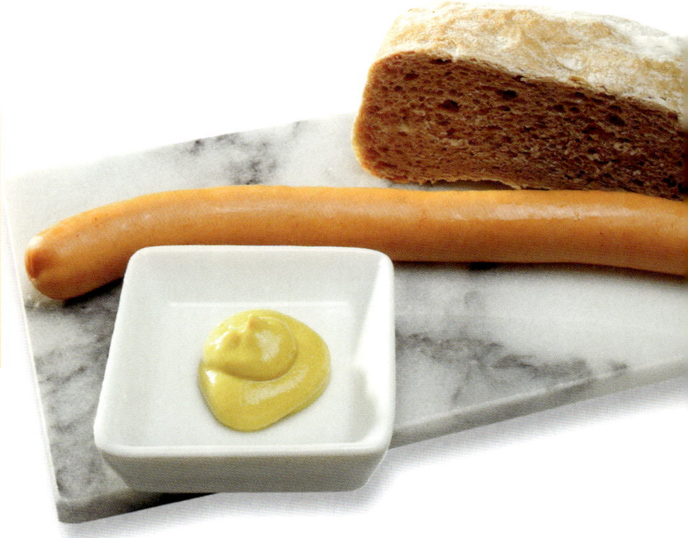

200 kcal

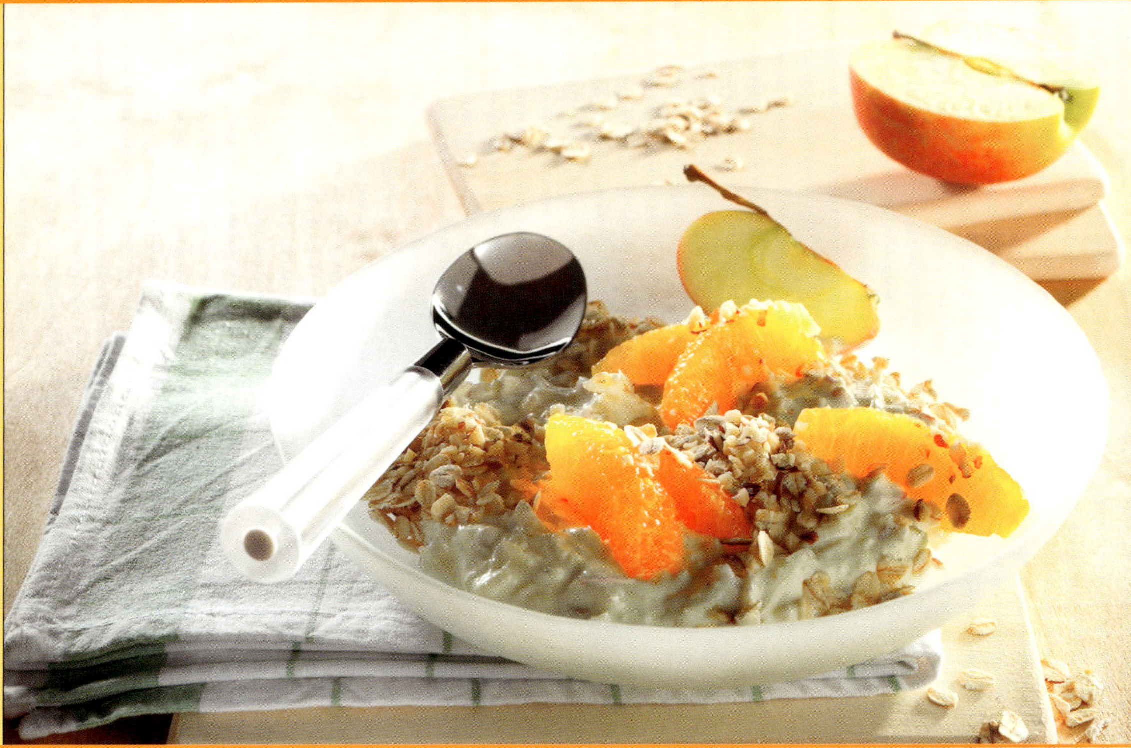

Bircher-Müsli

> **ZUTATEN:**

1 unbehandelte Orange
1 Apfel
1 TL Zitronensaft
300 g fettarmer Joghurt (1,5 % Fett)
2 EL Vollkornhaferflocken
2 TL gehackte Haselnüsse

Zubereitung: 10 Minuten

Pro Portion etwa:

kcal	Fett	Eiweiß	Kohlenhydrate
200	7 g	8 g	25 g

1| Die Orange heiß waschen und etwa die Hälfte der Schale fein abreiben. Die Frucht sorgfältig schälen und mit einem scharfen Messer die Filets zwischen den Trennhäuten herausschneiden, dabei den Saft auffangen. Den Apfel waschen, halbieren, vom Kerngehäuse befreien und mit der Schale grob raspeln. Die Raspel mit Zitronensaft beträufeln.

2| Apfel, Orangensaft und etwas Orangenschale unter den Joghurt heben. Die Haferflocken unterrühren und das Müsli in zwei Schälchen füllen. Die Orangenfilets darauf anrichten und mit je 1 TL Haselnüssen bestreuen.

> **TIPP**

Die Süße fürs Müsli kommt in diesem Fall vom Obst. Wer es also sehr süß mag, sollte sich beim Einkauf für möglichst süße Früchte entscheiden. Wem die Süße noch nicht ausreicht, der kann zum Flüssigsüßstoff greifen und das Müsli mit 1 bis 2 Tropfen nachsüßen.

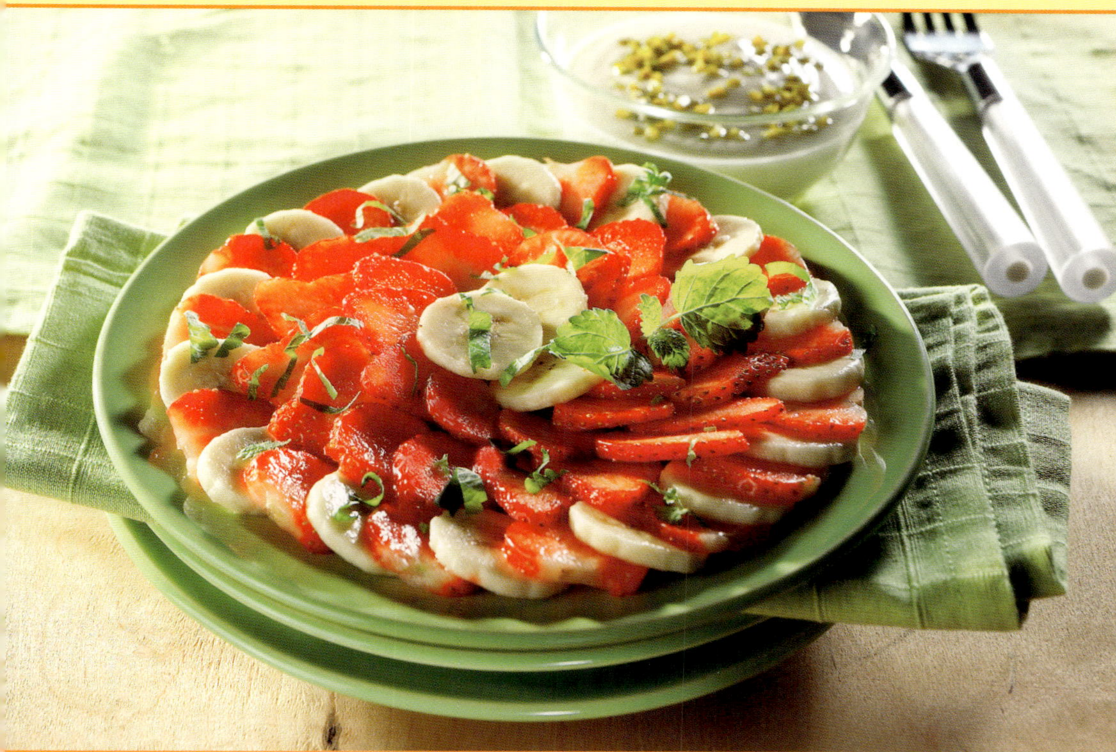

Frucht-Carpaccio mit Pistazien-Joghurt

> **ZUTATEN:**

250 g Erdbeeren
1 Banane
2 TL Zitronensaft
300 g fettarmer Joghurt (1,5 % Fett)
Flüssigsüßstoff nach Belieben
2 TL gehackte Pistazien
einige Blättchen frische Minze

Zubereitung: 10 Minuten

1| Die Erdbeeren waschen, putzen, gut abtropfen lassen und in dünne Scheiben schneiden. Die Banane schälen und schräg ebenfalls in dünne Scheiben schneiden. Mit den Erdbeeren überlappend auf einer Platte anrichten und mit etwas Zitronensaft beträufeln.

2| Den Joghurt mit dem restlichen Zitronensaft verrühren. Nach Belieben mit 1 bis 2 Tropfen Flüssigsüßstoff süßen, in ein Schälchen füllen und mit den Pistazien bestreuen. Die Minze abbrausen, trockentupfen, in feine Streifen schneiden und über das Frucht-Carpaccio streuen. Den Joghurt separat dazu servieren.

> **INFO**

Im Vergleich zu anderen Obstsorten fällt die Banane vor allem in puncto Kohlenhydrate auf, schließlich enthält sie davon ungefähr doppelt so viel wie etwa Äpfel. Und genau das macht Bananen zu einem guten Sattmacher-Snack, der uns zudem noch mit Magnesium, Kalium und viel Vitamin B_6 versorgt.

Pro Portion etwa:

kcal	Fett	Eiweiß	Kohlenhydrate
200	6 g	8 g	7 g

200 kcal

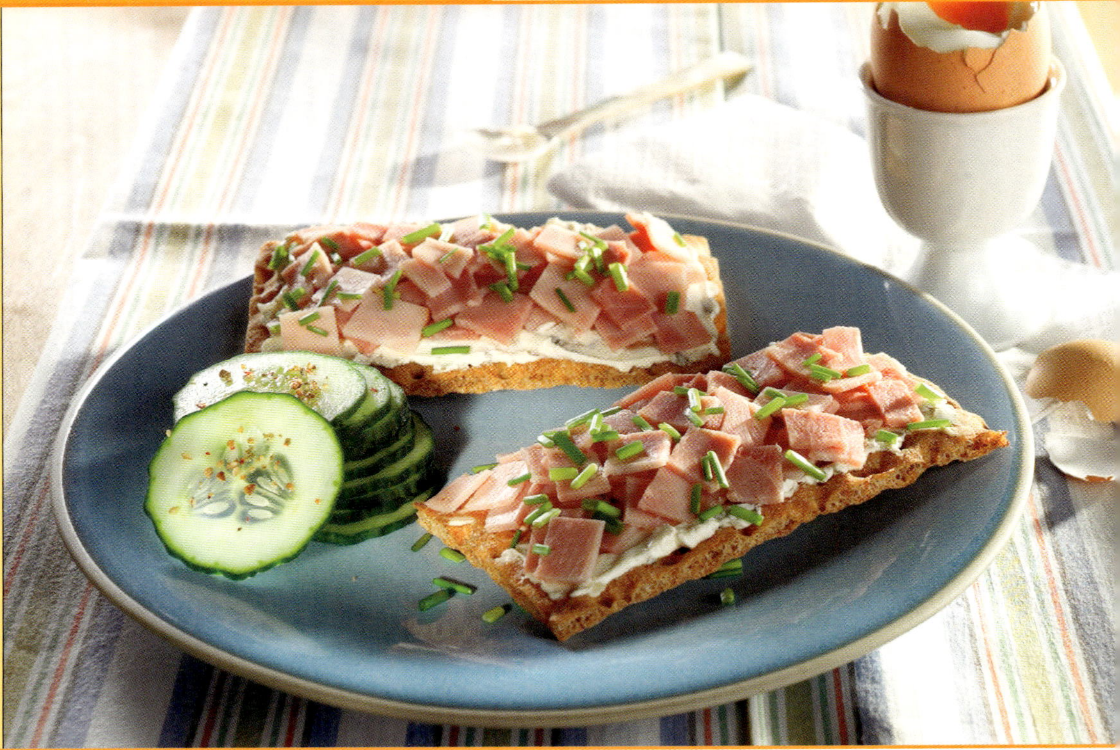

Schinken-Knäckebrote mit Ei

> **ZUTATEN:**

2 Eier (Größe M)
4 dünne Scheiben Roggen-Knäckebrot
20 g Frischkäsezubereitung mit Kräutern (20 % Fett)
1 EL Schnittlauchröllchen
2 dünne Scheiben Kochschinken (50 g)
10 cm Salatgurke
Salz, schwarzer Pfeffer

Zubereitung: 10 Minuten

Pro Portion etwa:

kcal	Fett	Eiweiß	Kohlenhydrate
200	8 g	17 g	15 g

1| Die Eier nach Wunsch weich, wachsweich oder hart kochen. Abgießen und etwas abkühlen lassen. Das Knäckebrot dünn mit dem Frischkäse bestreichen und mit Schnittlauchröllchen bestreuen. Den Schinken würfeln und darüber streuen. Die Gurke schälen und in dünne Scheiben schneiden.

2| Die Knäckebrote mit den Gurkenscheiben auf Tellern anrichten, die Gurke leicht salzen und pfeffern. Das Ei pellen und dazu essen.

> **INFO**

Eier haben einerseits einen hohen Cholesteringehalt, weshalb sie auf keinen Fall zu häufig auf dem Speiseplan stehen sollten. Andererseits enthält Eigelb viel Lecithin, das die Blutfettwerte senkt und die Nervenzellen stärkt.

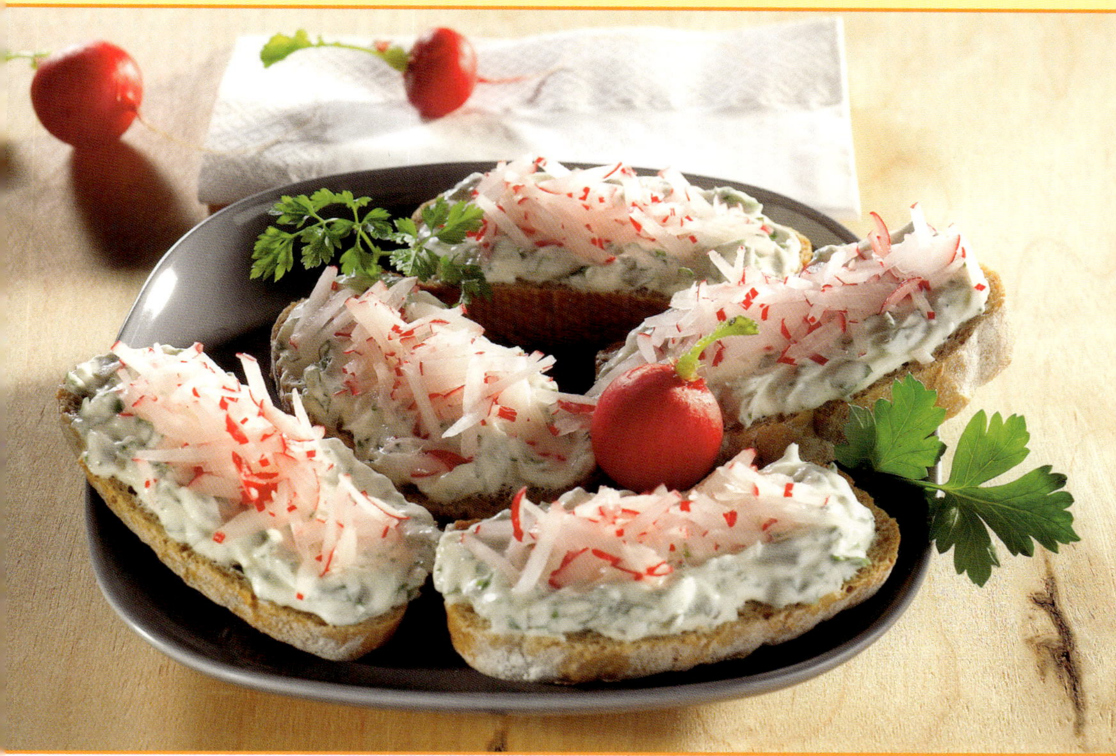

200 kcal

Kräuterquark auf Vollkornbrötchen

> **ZUTATEN:**

1/2 Bund gemischte Kräuter (z. B. Petersilie, Schnittlauch, Basilikum)
200 g Speisequark (20 % Fett)
1 Msp. Senf
Salz, schwarzer Pfeffer
1 Hand voll Radieschen
2 Vollkornbrötchen (à 40 g)

Zubereitung: 10 Minuten

1| Die Kräuter abbrausen, trockentupfen, die Blättchen von den Stielen zupfen und fein hacken. Den Quark mit dem Senf cremig rühren, salzen und pfeffern. Die Kräuter unter den Quark heben.

2| Die Radieschen waschen, putzen und grob raspeln. Die Brötchen in Scheiben schneiden, mit dem Kräuterquark bestreichen und mit den Radieschen bestreuen. Sofort servieren.

> **INFO**

Kräuter enthalten wertvolle Vitamine und Mineralstoffe. Ihre ätherischen Öle wirken appetitanregend und sorgen für mehr Wohlbefinden. Da Kräuter ein intensives Aroma und daher viel Würzkraft haben, lässt sich so außerdem der Salzkonsum reduzieren.

Pro Portion etwa:

kcal	Fett	Eiweiß	Kohlenhydrate
200	6 g	15 g	18 g

300 kcal

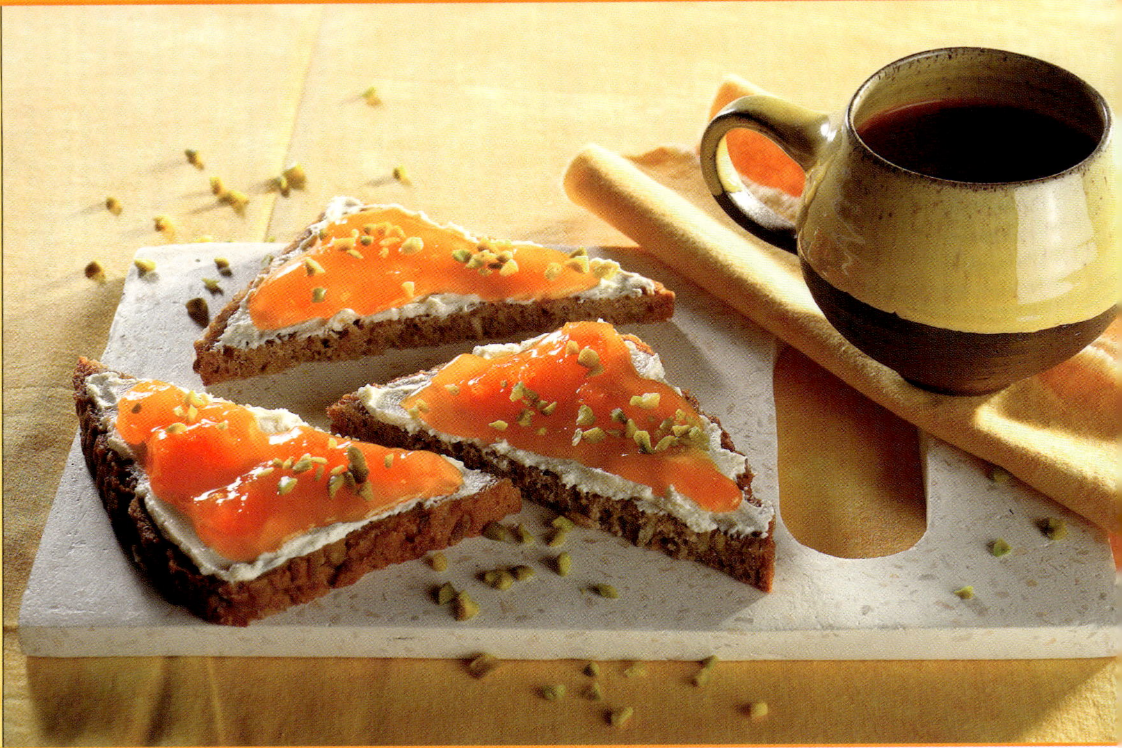

Vollkornbrot mit Aprikosenaufstrich

> ZUTATEN:

300 g reife süße Aprikosen
1–2 TL Zitronensaft
Flüssigsüßstoff nach Belieben
1 EL gehackte Pistazien
3 Scheiben Vollkornbrot (à 40 g)
50 g Frischkäsezubereitung (20 % Fett)

Zubereitung: 15 Minuten

Pro Portion etwa:

kcal	Fett	Eiweiß	Kohlenhydrate
300	14 g	7 g	37 g

1| Die Aprikosen überbrühen, häuten, halbieren und entsteinen. 1/2 TL Zitronensaft zufügen und mit dem Stabmixer grob pürieren. Nach Belieben mit etwas Flüssigsüßstoff süßen. Die Pistazien unterrühren.

2| Die Brotscheiben gleichmäßig mit dem Frischkäse bestreichen und jeweils diagonal halbieren. Die Brotecken mit dem Fruchtaufstrich bestreichen und auf Tellern anrichten.

> TIPP

Falls Fruchtaufstrich übrig bleibt, diesen unter 1 Becher fettarmen Joghurt (150 g, 1,5 % Fett) rühren und später als fruchtigen 100-Kalorien-Snack genießen.

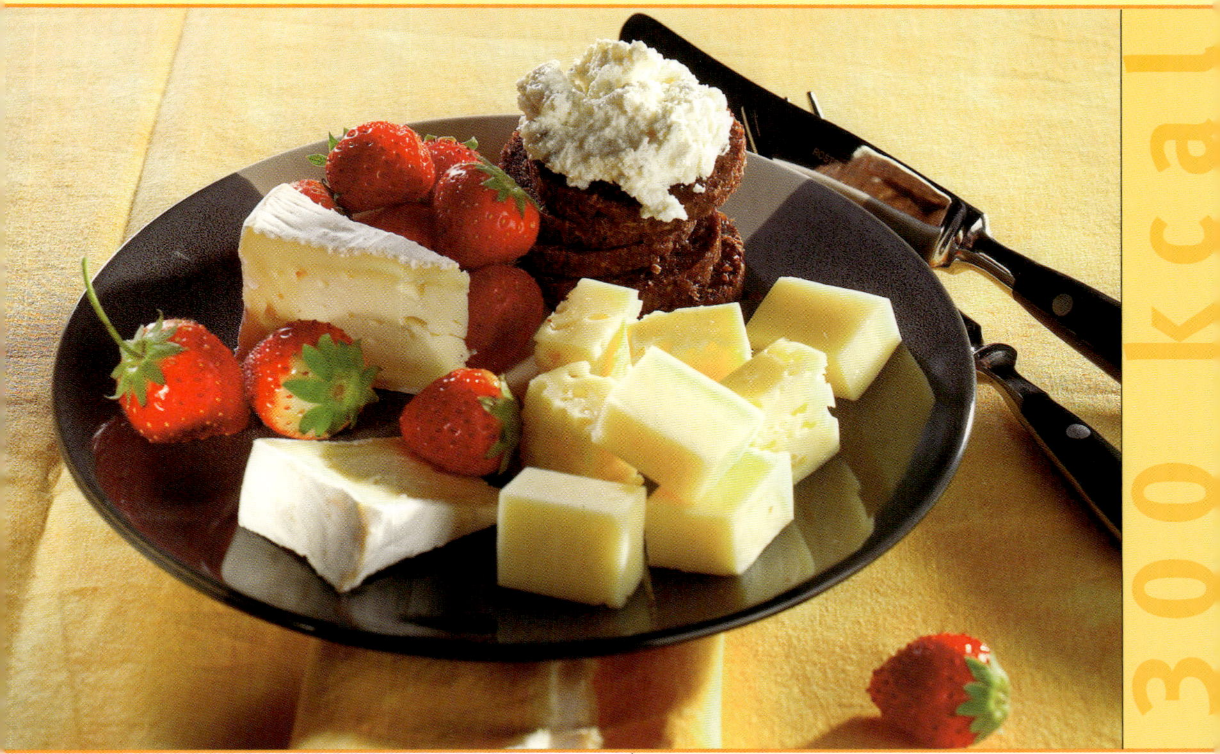

1| Die Erdbeeren waschen, putzen und gut abtropfen lassen. Je nach Größe ganz lassen oder halbieren.

2| Die verschiedenen Käsesorten in mundgerechte Stücke teilen und portionsweise auf Tellern anrichten. Mit den Erdbeeren garnieren. Die Pumpernickel-Taler mit dem Frischkäse bestreichen und dazu genießen.

> VARIANTE

In der erdbeerlosen Zeit können die frischen Früchtchen natürlich durch 1/2 Apfel oder durch 1/2 Birne ersetzt werden, die man in mundgerechte Stücke schneidet.

> INFO

Je fettarmer ein Käse ist, desto mehr Eiweiß liefert er. Camembert mit 60 % Fett i. Tr. hat zum Beispiel 17,9 g Eiweiß pro 100 g, während die gleiche Menge Camembert mit 30 % Fett i. Tr. bereits 23,5 g Eiweiß enthält – nutzen Sie diese Tatsache und schlagen Sie so gleich zwei Fliegen mit einer Klappe.

Käseteller mit Pumpernickel-Talern

> ZUTATEN:

100 g Erdbeeren
50 g Camembert (30 % Fett i.Tr.)
50 g Edamer (30 % Fett i.Tr.)
50 g Tilsiter (30 % Fett i.Tr.)
100 g Pumpernickel-Taler
20 g Frischkäsezubereitung mit Kräutern (20 % Fett)

Zubereitung: 10 Minuten

Pro Portion etwa:

kcal	Fett	Eiweiß	Kohlenhydrate
300	13 g	25 g	21 g

300 kcal

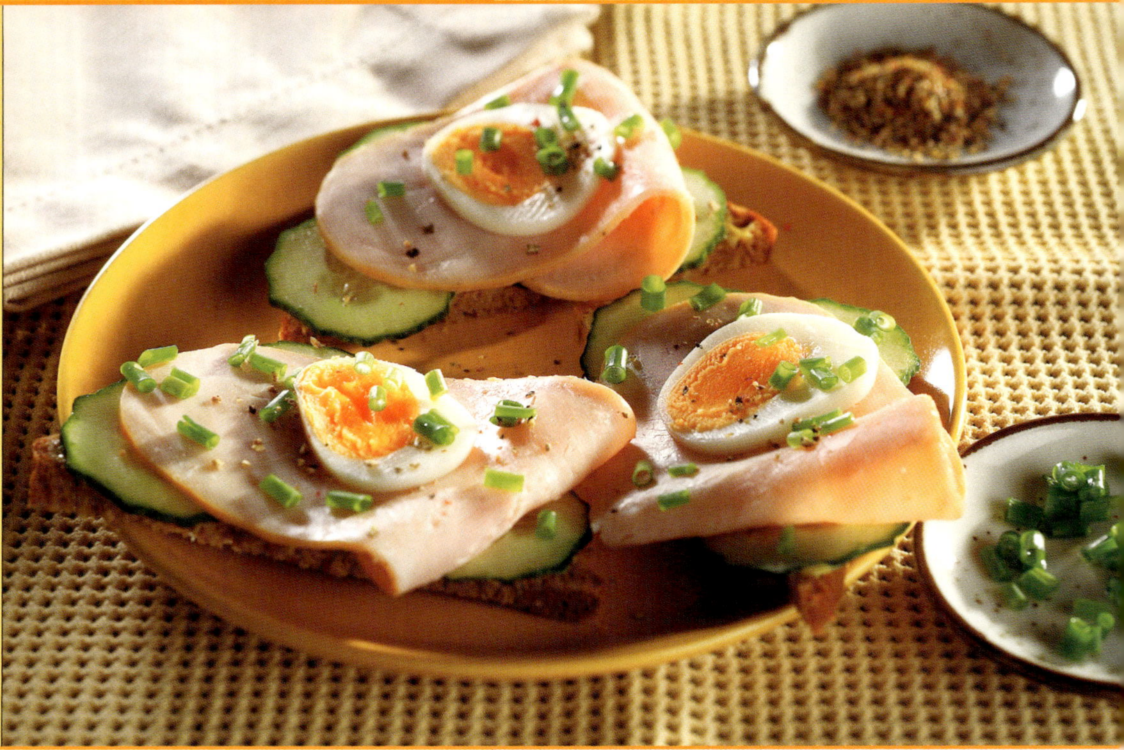

Vollkorn-Ecken mit Putenbrust

> **ZUTATEN:**

10 cm Salatgurke
2 hart gekochte Eier (Größe S)
3 Scheiben Vollkornbrot (à 40 g)
3 EL Senf
150 g geräucherte Putenbrust
  in dünnen Scheiben
Salz, schwarzer Pfeffer
1 EL Schnittlauchröllchen

Zubereitung: 10 Minuten

Pro Portion etwa:

kcal	Fett	Eiweiß	Kohlenhydrate
300	8 g	28 g	26 g

1| Die Gurke waschen und mit der Schale in dünne Scheiben schneiden. Die Eier pellen und ebenfalls in Scheiben oder der Länge nach in 6 Spalten schneiden. Die Brotscheiben mit je 1 EL Senf bestreichen und dann einmal diagonal halbieren.

2| Die Vollkornecken mit Gurkenscheiben belegen. Die Putenbrust darauf anrichten und mit Eischeiben oder -spalten garnieren. Mit etwas Salz und Pfeffer würzen und mit Schnittlauch bestreuen.

> **VARIANTE**

Anstelle von Putenbrust können Sie auch eine andere magere Geflügelwurst verwenden.

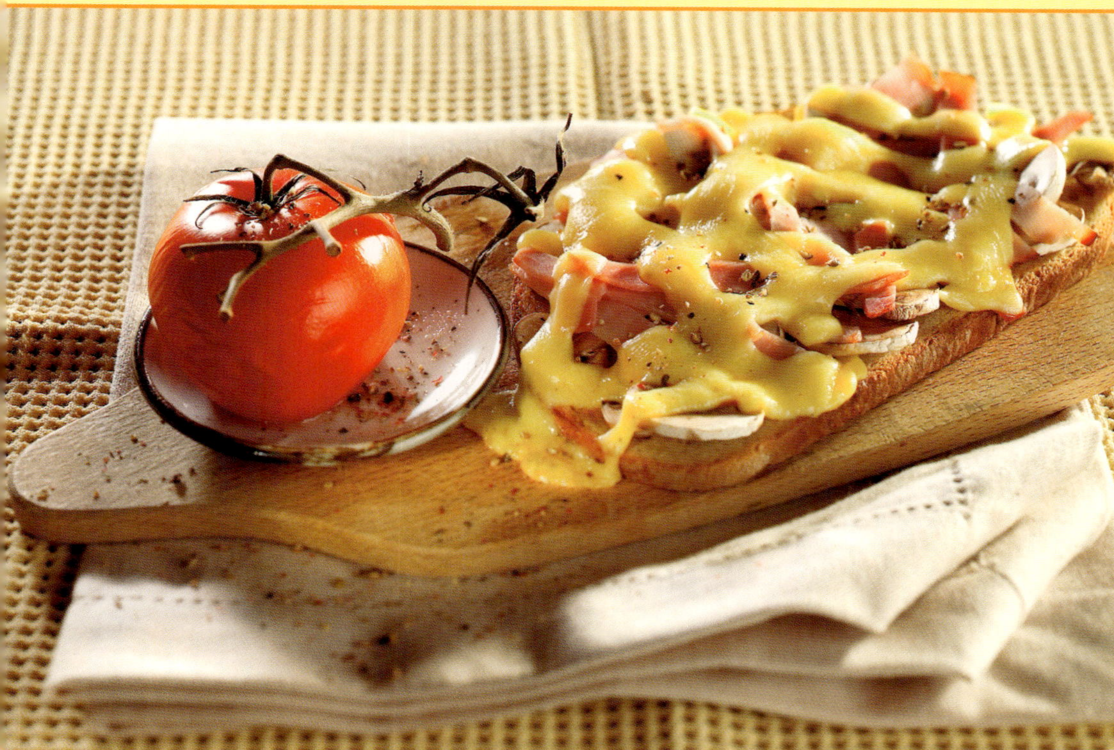

300 kcal

1| Den Backofen auf 220° (Umluft 200°) vorheizen. Ein Backblech mit Backpapier belegen. Die Brotscheiben im Toaster kurz rösten und mit der Butter bestreichen.

2| Die Pilze mit Küchenpapier abreiben, putzen und blättrig schneiden, den Schinken in Streifen schneiden. Den Käse entrinden und ebenfalls in Streifen schneiden. Die Tomaten waschen, trockenreiben und am Stielansatz kreuzweise einritzen. Mit Salz und Pfeffer bestreuen.

3| Pilze, Schinken und Käse auf den Brotscheiben verteilen und diese auf das Blech legen. Die Tomaten daneben setzen und alles im vorgeheizten Backofen (Mitte) etwa 5 Minuten überbacken, bis der Käse geschmolzen ist. Mit den Tomaten auf Tellern anrichten und heiß genießen.

> **INFO**

Gekochter Schinken enthält wesentlich weniger Kochsalz als geräucherter. Da sich das positiv auf den Blutdruck auswirkt, sollten Sie ihm den Vorzug geben.

Schinken-Käse-Toasts mit Grilltomaten

> **ZUTATEN:**

2 Scheiben Bauernbrot (à 50 g)
10 g Butter
100 g Champignons oder Egerlinge
2 dünne Scheiben Kochschinken
2 Scheiben Gouda (40 % Fett i.Tr.)
2 Tomaten
Salz, schwarzer Pfeffer

Zubereitung: 15 Minuten

Pro Portion etwa:

kcal	Fett	Eiweiß	Kohlenhydrate
300	13 g	20 g	24 g

Schlank und fit aus einem Topf

Suppen und Eintöpfe sind schlicht und einfach vielseitig – kein Wunder also, dass sie so beliebt sind und in vielen Haushalten mehrmals pro Woche auf dem Speisezettel stehen. Dabei ist die Bandbreite groß: Sie können als kleine Vorspeise, als warme Zwischenmahlzeit oder als sättigendes Hauptgericht serviert werden. Doch wer auf seine Kalorien achtet, sollte einmal ganz genau hinsehen, welche Suppe er zubereitet: Es ist nämlich ein gewaltiger (Kalorien-)Unterschied, ob man eine klare Tomatensuppe mit Kräutern oder eine üppige Spargelcremesuppe mit Sahne oder Crème fraîche und Räucherlachsstreifen auf den Tisch bringt.
Hier ist es vor allem das Fett, das den Kaloriengehalt einer ansonsten ernährungsphysiologisch wertvollen Mahlzeit in die Höhe schnellen lässt. Wer beispielsweise über seine Minestrone noch zwei Esslöffel geriebenen Parmesan streut, hat rund 75 Kalorien mehr im Suppenteller. Und ein Paar Wiener Würstchen in einer deftigen Suppe schlagen mit knapp 300 zusätzlichen Kalorien zu Buche. Entscheiden Sie sich daher für klare Suppen ohne Einlagen mit hohem Fettgehalt oder essen Sie zum Eintopf lieber ein Stück knuspriges Vollkornbrot als ein Würstchen. Ersetzen Sie bei cremigen Suppen die Sahne teilweise durch Milch und holen Sie sich den cremigen Effekt, indem Sie die Suppe mit dem Stabmixer schaumig aufschlagen. Mit reichlich frisch gehackten Kräutern bestreut ist die Suppe dann nicht nur ein Gaumen-, sondern auch ein Augenschmaus.

KALORIEN UND FETTE

Suppen (1 Teller entspricht etwa 250 ml)	kcal/ Portion	Fett (g)/ Portion
• 1 Teller Tomatensuppe mit Basilikum	100	4
• 1 Teller Hühnerbrühe mit Eierstich	100	6
• 1 Teller Rinderbrühe mit Gemüsestreifen und Grießnockerln	125	6
• 1 Teller Nudelsuppe mit Rindfleisch	200	5
• 1 Teller Spargelcremesuppe	250	14
• 1 Teller Gulaschsuppe mit Rindfleisch und Paprikawürfeln	250	15
• 1 Teller französische Zwiebelsuppe mit 1 gehäuften EL Parmesan (37 % Fett i.Tr.)	300	19
• 1 Teller Minestrone mit Reis ohne Parmesan	350	15
• 1 Teller Altdeutsche Kartoffelsuppe	350	24
• 1 Teller Erbsensuppe mit 1 Wiener Würstchen	600	31

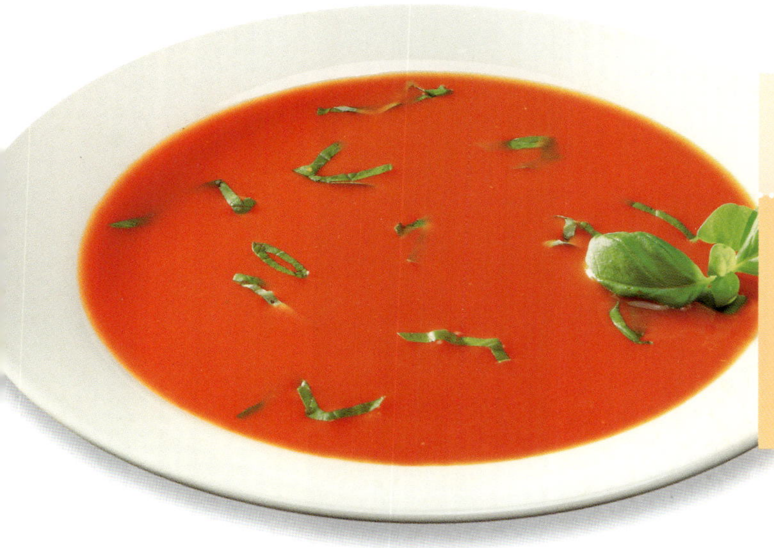

1 Teller Tomatensuppe mit Basilikum

4,2 g Fett (gesamt)
0,9 g MUF
4,0 g Eiweiß
10,6 g Kohlenhydrate (gesamt)
4,7 g Ballaststoffe

100 kcal

1/6 Teller Erbsensuppe mit 1/6 Wiener Würstchen

5,1 g Fett (gesamt)
0,4 g MUF
6,5 g Eiweiß
6,5 g Kohlenhydrate (gesamt)
1,9 g Ballaststoffe

100 kcal

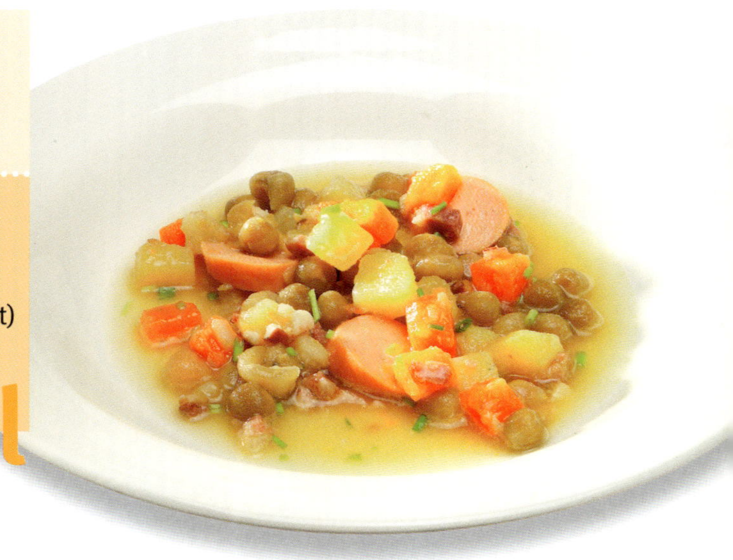

100 kcal

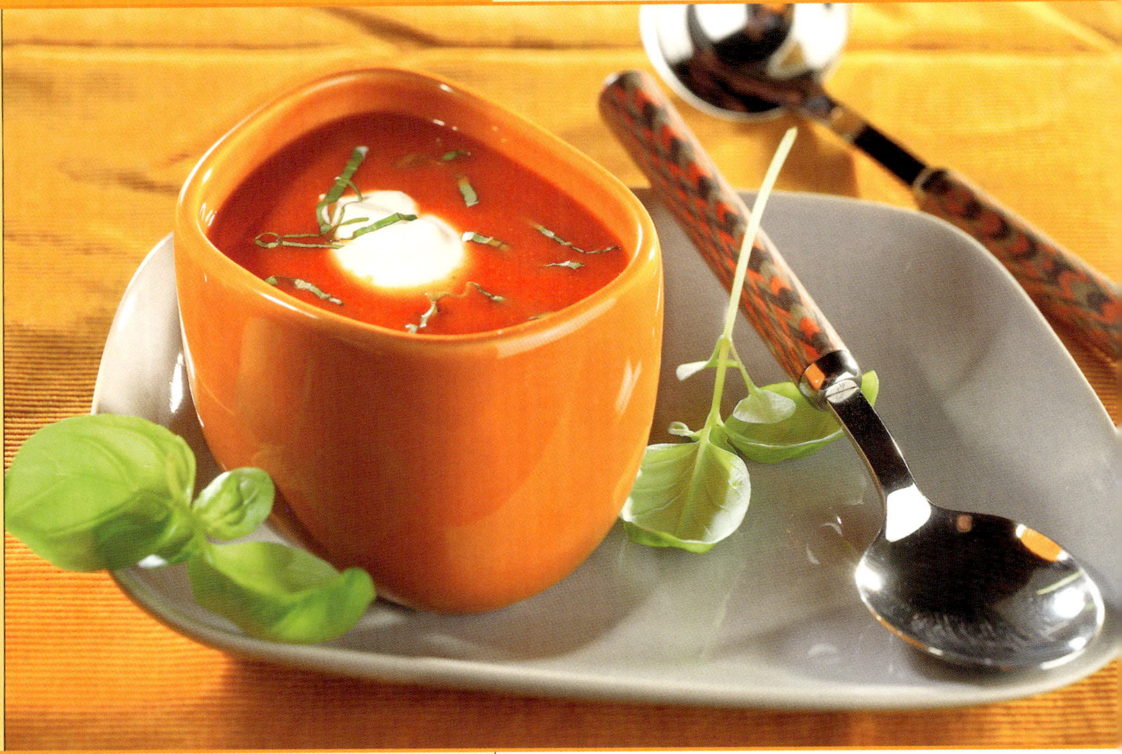

Tomatensuppe mit saurer Sahne

> **ZUTATEN:**

2 reife Fleischtomaten
1 Schalotte, 1 Knoblauchzehe
1 EL Olivenöl
1 TL Tomatenmark
Salz, schwarzer Pfeffer
1 Prise Zucker
400 ml Gemüsebrühe
2–3 Stängel Basilikum
2 EL saure Sahne (10 % Fett)

Zubereitung: 35 Minuten

Pro Portion etwa:

kcal	Fett	Eiweiß	Kohlenhydrate
100	7 g	3 g	6 g

1| Tomaten waschen und in Stücke schneiden. Schalotte und Knoblauch schälen, die Schalotte fein würfeln.

2| Das Öl in einem Topf erhitzen und die Schalottenwürfel darin 2 bis 3 Minuten dünsten. Den Knoblauch dazupressen. Tomaten und Tomatenmark hinzufügen, mit Salz, Pfeffer und Zucker würzen und 2 bis 3 Minuten mitdünsten. Die Brühe zugießen, den Topfdeckel schließen und die Suppe 20 Minuten köcheln lassen.

3| Inzwischen das Basilikum abbrausen, trockentupfen und die Blätter abzupfen. Die Suppe durch ein Sieb streichen und wieder zurück in den Topf gießen. Die Hälfte der Basilikumblätter in Streifen schneiden, zur Suppe geben und noch einmal kurz erhitzen, salzen und pfeffern. Die Suppe mit je 1 EL saurer Sahne in Tellern anrichten und mit dem restlichen Basilikum bestreuen.

> **INFO**

Eine spezielle Mischung verschiedener Carotinoide macht die Tomate so gesund. Mit ihrer Hilfe können Sie etlichen Zivilisationserkrankungen vorbeugen und gleichzeitig Ihr Immunsystem stärken. Wichtig: Freilandtomaten enthalten dreimal mehr Wirkstoffe als ihre Kollegen aus dem Treibhaus.

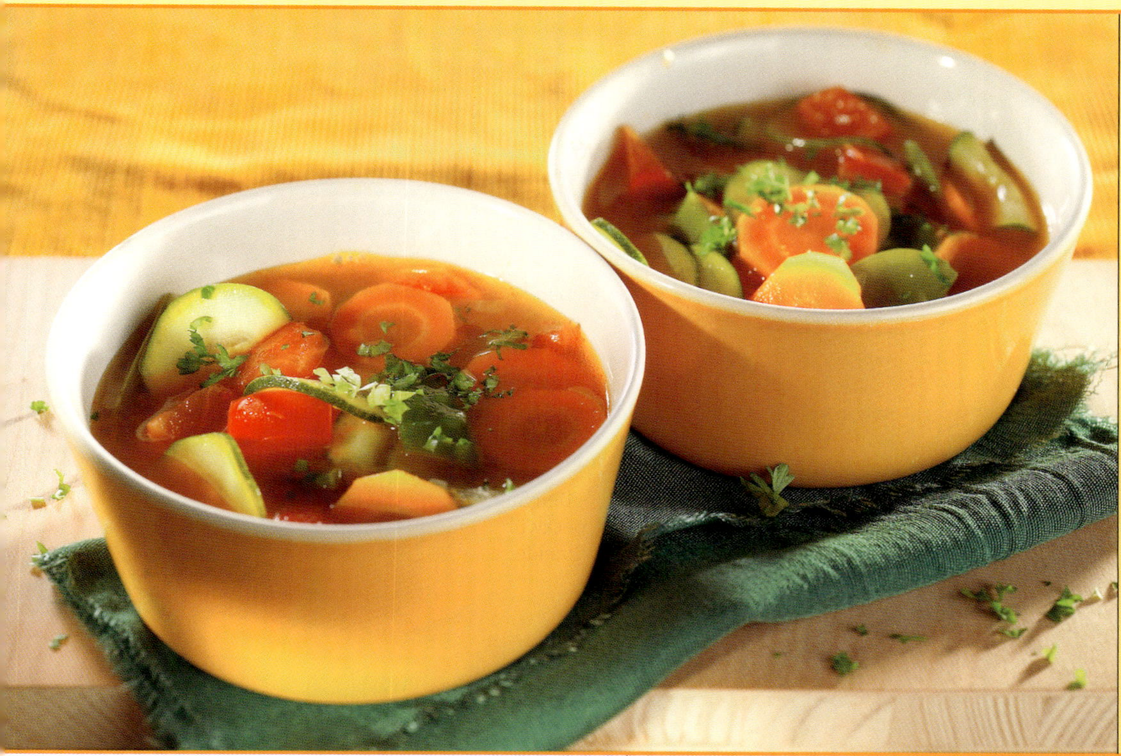

Bunte Gemüsesuppe

> **ZUTATEN:**

1 Zwiebel
1 Möhre
1 kleiner Zucchino (ca. 100 g)
80 g Zuckerschoten
1 reife Fleischtomate
1 EL Olivenöl
Salz, schwarzer Pfeffer
400 ml Gemüsebrühe
1 EL fein gehackte Petersilie

Zubereitung: 35 Minuten

1| Die Zwiebel und die Möhre schälen. Die Zwiebel fein hacken, die Möhre in Scheiben schneiden. Den Zucchino und die Zuckerschoten waschen und putzen. Den Zucchino ebenfalls in Scheiben schneiden, die Zuckerschoten je nach Größe ganz lassen oder halbieren. Die Tomate kreuzweise einritzen, überbrühen, häuten, halbieren und würfeln.

2| Das Öl in einem Topf erhitzen. Zwiebel, Möhre, Zucchino und Zuckerschoten darin etwa 5 Minuten anbraten. Mit Salz und Pfeffer würzen, die Brühe zugießen und das Gemüse zugedeckt etwa 20 Minuten köcheln lassen. Dann die Tomaten zufügen und die Suppe weitere 5 Minuten köcheln lassen. In Suppentellern anrichten, mit der Petersilie bestreuen und sofort servieren.

> **INFO**

Petersilie enthält viel Vitamin C. Damit dieses optimal erhalten bleibt, die Blättchen erst kurz vor dem Verwenden fein hacken und dann direkt vor dem Servieren über das Gericht streuen. Denn durch Sauerstoff und Wärme geht Vitamin C verloren.

Pro Portion etwa:

kcal	Fett	Eiweiß	Kohlenhydrate
100	6 g	6 g	10 g

200 kcal

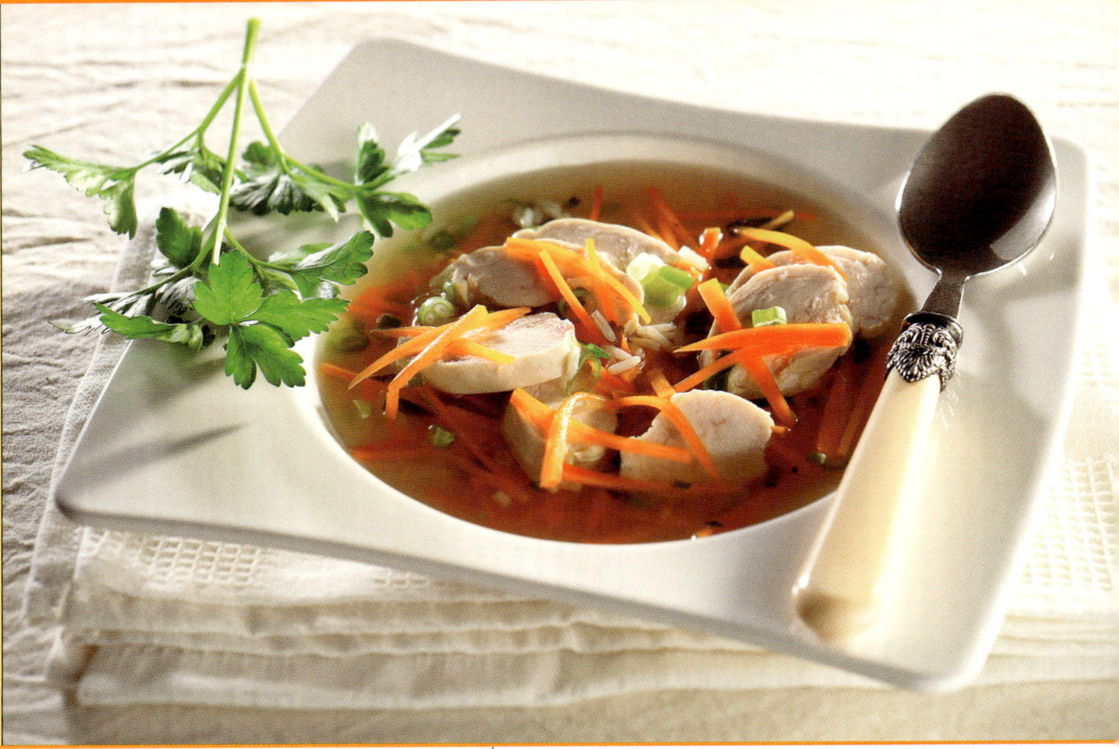

Geflügelsuppe mit Reis

> **ZUTATEN:**

$^1/_2$ l Geflügelbrühe
2 Möhren
2 Frühlingszwiebeln
200 g Hähnchenbrustfilet
100 g gekochter Langkornreis (35 g roh)
Salz, schwarzer Pfeffer
1 EL fein gehackte Petersilie

Zubereitung: 20 Minuten

Pro Portion etwa:

kcal	Fett	Eiweiß	Kohlenhydrate
200	2 g	28 g	18 g

1| Die Brühe erhitzen. Inzwischen die Möhren schälen, die Frühlingszwiebeln putzen und waschen. Beides in möglichst feine Streifen schneiden. Das Hähnchenbrustfilet trockentupfen und mit dem Gemüse in die heiße Brühe einlegen. Etwa 10 Minuten darin pochieren.

2| Das Hähnchenbrustfilet herausnehmen, abtropfen lassen und quer zur Faser in mundgerechte Stücke schneiden. Mit dem Reis wieder in die Suppe geben und 5 Minuten darin erhitzen. Mit Salz und Pfeffer würzen. In Suppentellern verteilen und mit der Petersilie bestreut servieren.

> **INFO**

Da Hähnchenbrustfilet besonders mager ist und relativ wenig Cholesterin enthält, ist es ideal für eine kalorienreduzierte, gesunde Ernährung.

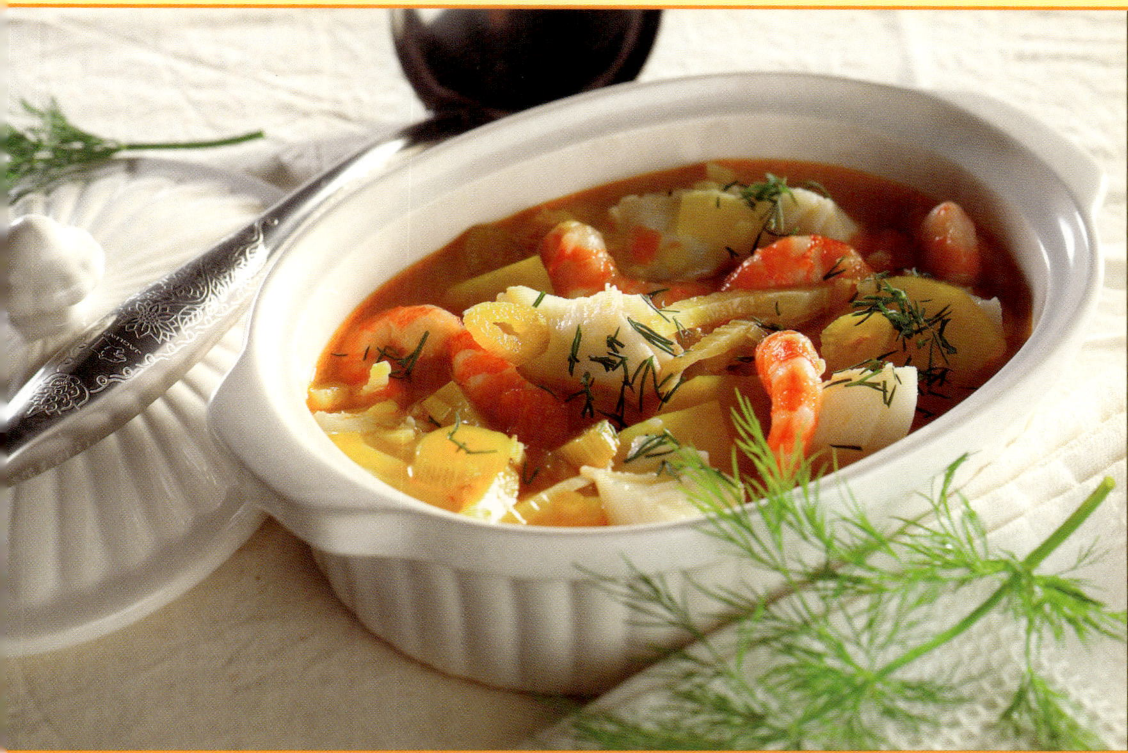

300 kcal

Fischsuppe mit Garnelen

> **ZUTATEN:**

250 g Kabeljaufilet
100 g Tiefseegarnelen
1 Zwiebel, 1 Knoblauchzehe
2 Kartoffeln, 1 kleine Fenchelknolle
1 reife Fleischtomate, 1 EL Olivenöl
1 Pck. Safranfäden (0,1 g)
Salz, schwarzer Pfeffer
400 ml Fischfond
1 EL fein gehackte Dillspitzen

Zubereitung: 35 Minuten

1| Das Fischfilet waschen, trockentupfen und in mundgerechte Stücke schneiden. Die Garnelen überbrausen und abtropfen lassen. Zwiebel, Knoblauch und Kartoffeln schälen. Die Zwiebel und den Knoblauch fein hacken, die Kartoffeln in Scheiben schneiden. Den Fenchel putzen, waschen und ebenfalls in Scheiben schneiden. Die Tomate kreuzweise einritzen, überbrühen, häuten, halbieren, vom Strunk befreien und würfeln.

2| Das Öl in einem Topf erhitzen und die Zwiebel- und Knoblauchwürfel darin kurz anbraten. Kartoffeln, Fenchel und Tomaten zufügen und kurz mitbraten. Den Safran in 1 EL heißem Wasser auflösen, zugießen. Alles mit Salz und Pfeffer würzen.

3| Das Fischfilet auf dem Gemüse verteilen und den Fond zugießen. Den Topfdeckel schließen und die Suppe etwa 15 Minuten köcheln lassen. 5 Minuten vor Ende der Garzeit die Garnelen zufügen. In Suppentellern anrichten, mit dem Dill bestreuen und sofort servieren.

Pro Portion etwa:

kcal	Fett	Eiweiß	Kohlenhydrate
300	7 g	37 g	21 g

Zwei, die es in sich haben

Nudeln machen bekanntlich glücklich – und so ist die Schar der eingeschworenen Pasta-Fans groß. Das ist kaum verwunderlich, denn die meisten Nudelgerichte schmecken nicht nur köstlich, sie sind auch preiswert und lassen sich ohne großen Aufwand schnell zubereiten. Doch Achtung: Nudeln können auch unglücklich machen, da sie in Begleitung von gehaltvollen Saucen nicht nur auf den Tellern, sondern auch als Speck auf den Hüften und an anderen ungeliebten Stellen landen. Klassische Nudelgerichte wie etwa Spaghetti Bolognese, Penne mit Gorgonzolasauce oder Lasagne sind zwar lecker, enthalten aber auch sehr viel Fett. Wenn dann noch reichlich Parmesan dazukommt, landet man schnell bei 750 Kalorien und mehr – pro Teller, versteht sich! Das Gleiche gilt natürlich auch für Reisgerichte, die mit Sahne, Butter und viel Käse verfeinert werden. Wer abnehmen will, sollte um diese Nudel- und Reisklassiker einen großen Bogen machen – oder nur eine halbe Portion genießen, womit sich automatisch der Fett- und damit auch der Kaloriengehalt halbiert. Mit reichlich frischem Salat oder gegrilltem Gemüse sind Sie hinterher auch satt. Wenn Sie Nudel- oder Reisgerichte selbst zubereiten, sollten Sie Ihrer Figur zuliebe schwere Saucen mit viel Fett links liegen lassen und alternativ Rezepte mit Tomatensaucen, Gemüsesaucen mit magerem Fleisch oder Zubereitungen mit Fisch und Meeresfrüchten wählen. Übrigens: Frisch gerieben schmeckt Käse intensiver, deshalb reicht dann meist schon die halbe Menge aus!

KALORIEN UND FETTE

Nudel- und Reisgerichte	kcal/ Portion	Fett (g)/ Portion
• 1 Portion Spaghetti mit Tomatensauce ohne Käse	400	7
• 1 Portion Meeresfrüchte-Risotto ohne Käse	450	8
• 1 Portion Spargel-Risotto mit Sahne und 1 EL Parmesan (37 % Fett i.Tr.)	500	13
• 1 Portion Spaghetti mit Sauce Bolognese ohne Käse	500	14
• 1 Portion mit Brät gefüllte Maultaschen mit gerösteten Zwiebeln	500	26
• 1 Portion Spätzle mit 20 g Emmentaler (45 % Fett i.Tr.) und gerösteten Zwiebeln	500	27
• 1 Portion Penne all'arrabbiata mit 2 EL Parmesan (37 % Fett i.Tr.)	700	35
• 1 Portion Schinken-Spaghetti mit 1 EL Emmentaler (45 % Fett i. Tr.)	750	37
• 1 Portion Lasagne mit Béchamelsauce und Gouda (45 % Fett i.Tr.)	750	42

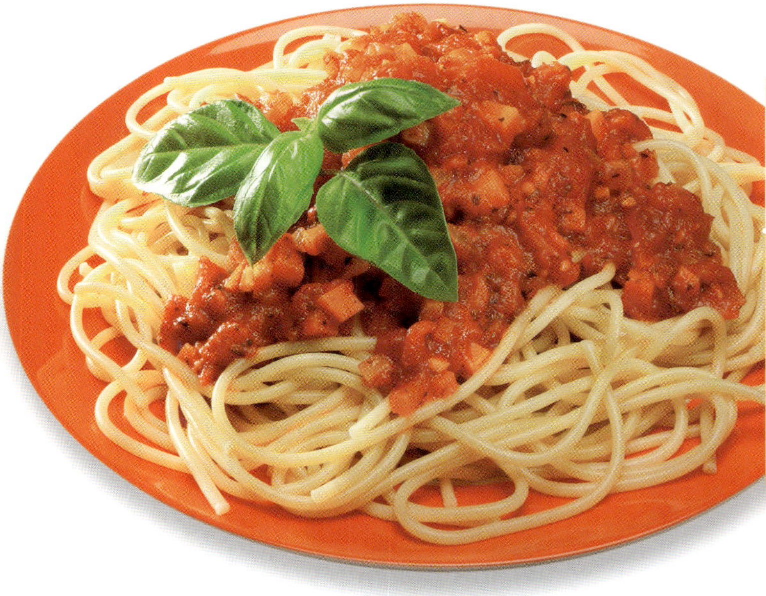

1 Portion Spaghetti mit Tomatensauce ohne Käse

7,9 g Fett (gesamt)
1,7 g MUF
12,0 g Eiweiß
68,0 g Kohlenhydrate (gesamt)
10,0 g Ballaststoffe

400 kcal

=

ca. 1/2 Portion Schinken-Spaghetti mit Emmentaler

21,0 g Fett (gesamt)
0,7 g MUF
18,1 g Eiweiß
34,0 g Kohlenhydrate (gesamt)
0,7 g Ballaststoffe

400 kcal

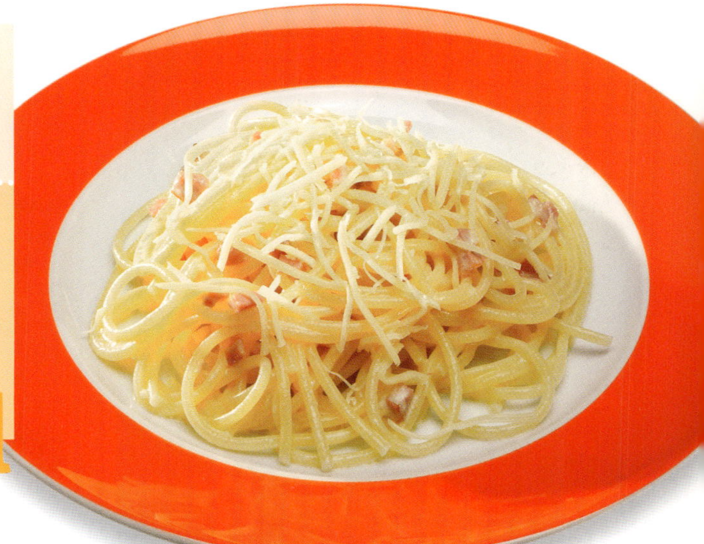

300 kcal

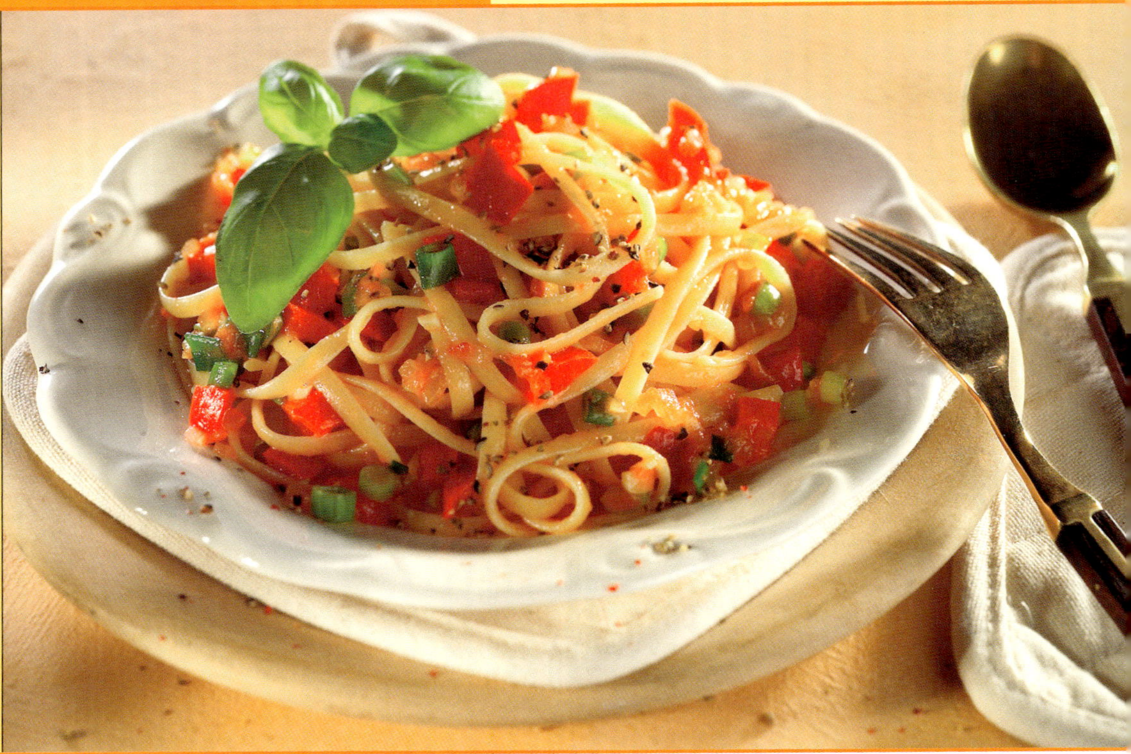

Linguine mit Paprika-Tomaten-Sauce

> ZUTATEN:

1 kleine weiße Zwiebel
1 Knoblauchzehe
1 große rote Paprikaschote
1 Frühlingszwiebel
3 reife Eiertomaten
1 EL Olivenöl, 1 TL Zucker
1/8 l Gemüsebrühe
Salz, schwarzer Pfeffer
1 kleines Lorbeerblatt
100 g Linguine
4 Stängel Basilikum

Zubereitung: 40 Minuten

Pro Portion etwa:

kcal	Fett	Eiweiß	Kohlenhydrate
300	7 g	11 g	48 g

1| Zwiebel und Knoblauch schälen und fein hacken. Die Paprika halbieren, von Samen und Scheidewänden befreien, waschen und würfeln. Die Frühlingszwiebel waschen, putzen und in Röllchen schneiden. Tomaten kreuzweise einritzen, überbrühen, häuten, halbieren, von Stielansatz und Kernen befreien und fein würfeln.

2| Das Öl in einem Topf erhitzen und die Zwiebel- und Knoblauchwürfel darin etwa 1 Minuten anbraten. Den Zucker darüber streuen und karamellisieren lassen. Paprika und Frühlingszwiebel zugeben und 2 Minuten mitbraten. Die Tomaten untermischen und die Brühe zugießen. Salzen, pfeffern und das Lorbeerblatt zugeben. Zugedeckt bei geringer Hitze etwa 20 Minuten köcheln lassen.

3| Inzwischen die Nudeln nach Packungsanleitung in reichlich Salzwasser bissfest garen. Abgießen und gut abtropfen lassen. Das Basilikum abbrausen, trockentupfen, Blättchen von den Stängeln zupfen und in feine Streifen schneiden.

4| Das Lorbeerblatt aus der Sauce entfernen. Die Nudeln mit der Sauce auf Tellern verteilen und mit den Basilikumstreifen bestreuen.

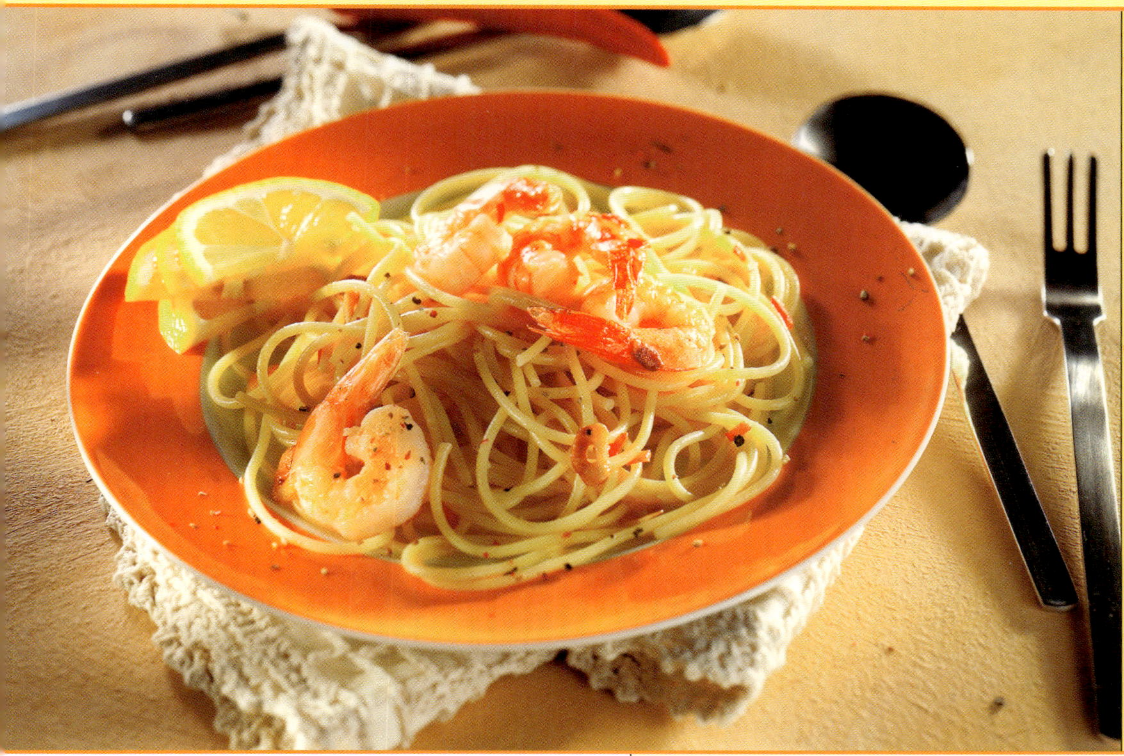

300 kcal

1| Die Garnelen so schälen, dass der Schwanzfächer noch erhalten bleibt. Dafür mit dem Daumen auf der Bauchseite den Panzer aufbrechen und vom Fleisch ablösen. Die Garnelen entlang dem Rücken aufschlitzen und den schwarzen Darm entfernen. Gründlich waschen und mit Küchenpapier trockentupfen. Die Spaghetti nach Packungsanleitung in reichlich Salzwasser bissfest garen. Abgießen, in einem Sieb gut abtropfen lassen und bei Bedarf warm halten.

2| Den Knoblauch schälen und blättrig schneiden. Die Chilischote halbieren, von Samen und Scheidewänden befreien, waschen und in feine Streifen schneiden. Das Öl in einer beschichteten Pfanne erhitzen und den Knoblauch und die Chilischote darin etwa 30 Sekunden anbraten. Die Garnelen zugeben und unter Wenden etwa 8 Minuten rundum braten, bis sie sich rosa verfärben.

3| Die Nudeln auf Tellern verteilen und mit dem Pfeffer übermahlen. Die Garnelen darauf verteilen und mit Zitronenscheiben garnieren. Sofort servieren.

Spaghetti mit Garnelen

> **ZUTATEN:**

8 Riesengarnelen in der Schale ohne Kopf (gesamt ca. 250 g)
80 g Spaghetti
Salz
1 Knoblauchzehe
1 rote Chilischote
1 EL Olivenöl
frisch gemahlener schwarzer Pfeffer
1 unbehandelte Zitrone

Zubereitung: 15 Minuten

Pro Portion etwa:

kcal	Fett	Eiweiß	Kohlenhydrate
300	7 g	29 g	31 g

300 kcal

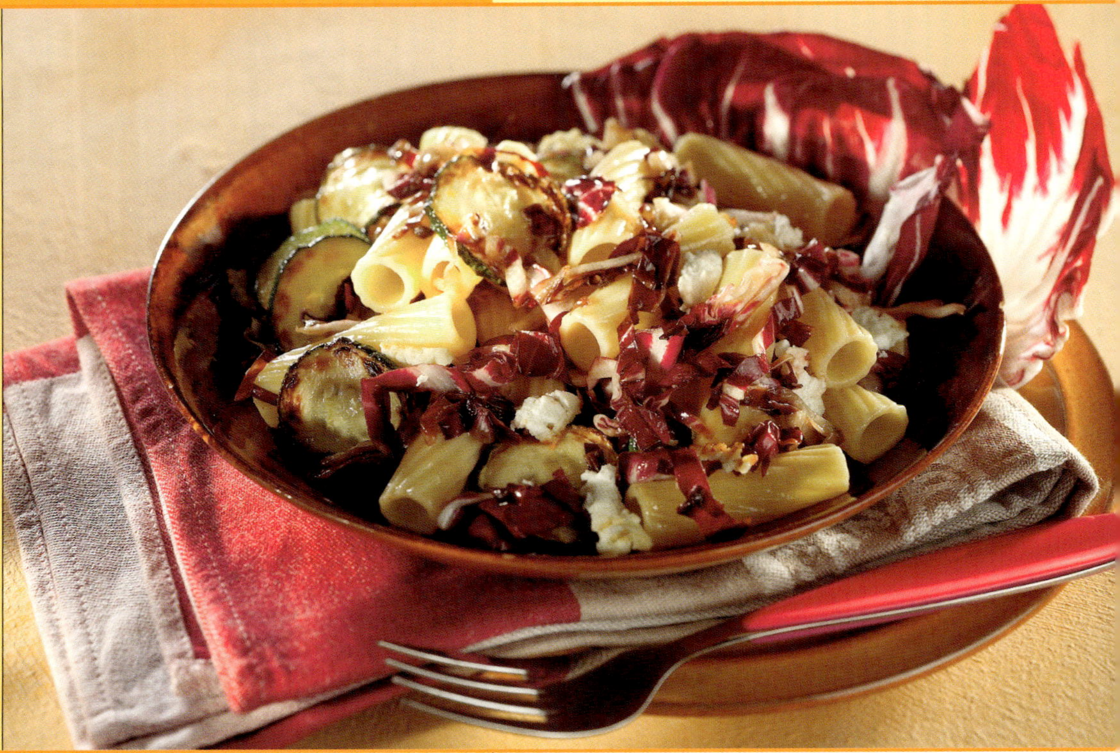

Radicchio-Tortiglioni mit Ziegenfrischkäse

ZUTATEN:

100 g Tortiglioni
Salz
1 Zucchino
200 g Radicchio di Treviso
1 EL Olivenöl
60 g Ziegenfrischkäse (45 % Fett i.Tr.)
frisch gemahlener schwarzer Pfeffer

Zubereitung: 15 Minuten

Pro Portion etwa:

kcal	Fett	Eiweiß	Kohlenhydrate
300	10 g	16 g	39 g

1| Die Nudeln nach Packungsanleitung in reichlich Salzwasser bissfest garen. Abgießen, abtropfen lassen und bei Bedarf warm halten.

2| Den Zucchino waschen, putzen und in dünne Scheiben hobeln oder schneiden. Den Radicchio putzen, waschen und in schmale Streifen schneiden.

3| Das Öl in einer beschichteten Pfanne erhitzen. Die Zucchinischeiben 2 bis 3 Minuten darin anbraten. Den Radicchio zufügen und unter Rühren zusammenfallen lassen. Die abgetropften Nudeln, 2 bis 3 EL Nudelkochwasser und den Ziegenfrischkäse darunter mischen. Mit Salz und Pfeffer würzen und sofort servieren.

INFO

Radicchio di Treviso ist aromatischer und geschmacklich intensiver als viele seiner rundlichen Verwandten, dabei aber weniger bitter. Seinen herben Geschmack verdankt der Radicchio übrigens dem Bitterstoff Intybin, der vor allem in den Blattrippen enthalten ist und der den Stoffwechsel in Schwung bringt.

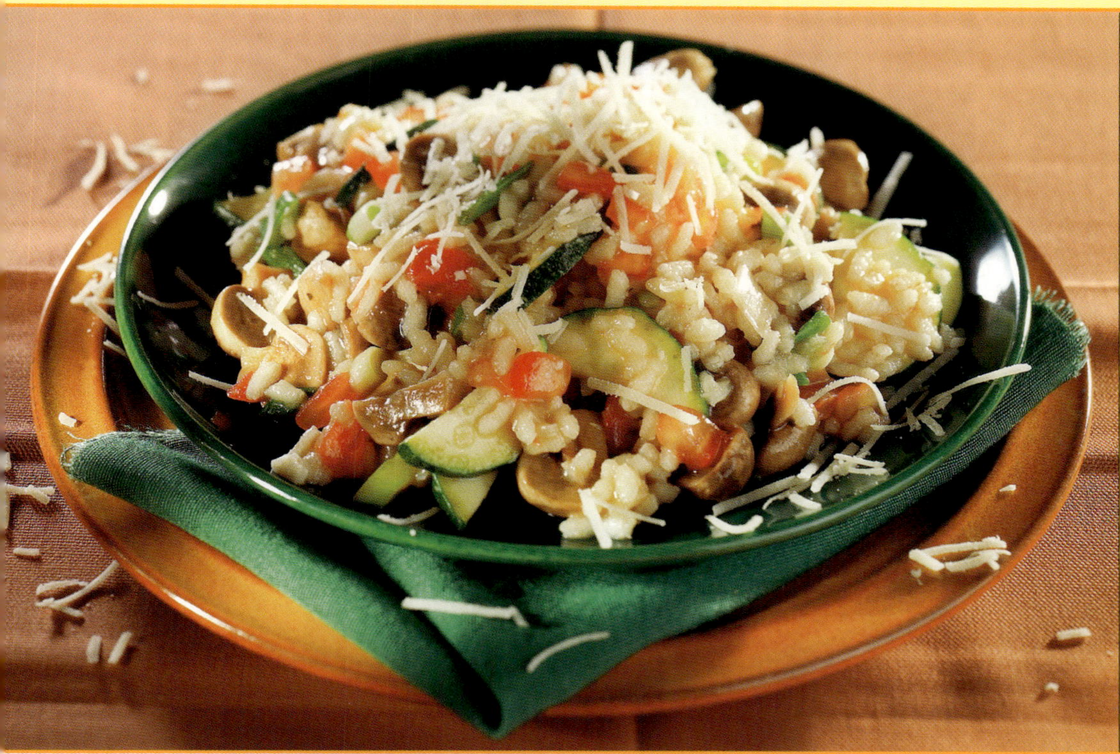

300 kcal

1| Die Schalotte und den Knoblauch schälen und fein würfeln. Die Frühlingszwiebeln waschen, putzen und in feine Röllchen schneiden. Die Pilze mit Küchenpapier abreiben, putzen und vierteln. Den Zucchino waschen, putzen und in Scheiben schneiden. Die Tomate kreuzweise einritzen, überbrühen, häuten, halbieren, von Strunk und Kernen befreien und fein würfeln.

2| Das Öl in einem Topf erhitzen und die Schalotten- und Knoblauchwürfel darin kurz anbraten. Frühlingszwiebeln und Pilze zufügen und 2 Minuten mitbraten. Den Reis zugeben und unter Rühren glasig dünsten. Dann 50 ml Brühe, den Zucchino und den Rosmarin unterrühren. Mit Pfeffer würzen. Sobald die Flüssigkeit vom Reis aufgesogen ist, erneut etwas Brühe zugießen. So weitergaren, bis die ganze Brühe zugegossen und aufgesogen und der Reis gar ist.

3| Den Risotto vom Herd nehmen, die Tomate und den Käse untermischen und den Risotto zugedeckt kurz stehen lassen. Auf Tellern verteilen und sofort servieren.

Gemüse-Risotto mit Parmesan

> **ZUTATEN:**

1 Schalotte, 1 Knoblauchzehe
2 Frühlingszwiebeln
125 g Egerlinge
1 kleiner Zucchino, 1 Fleischtomate
1 EL Olivenöl
100 g Risotto-Reis (z. B. Arborio)
gut 1/4 l Gemüsebrühe
1 TL gehackter Rosmarin
frisch gemahlener schwarzer Pfeffer
1 EL geriebener Parmesan
(37 % Fett i.Tr.)

Zubereitung: 30 Minuten

Pro Portion etwa:

kcal	Fett	Eiweiß	Kohlenhydrate
300	8 g	11 g	44 g

400 kcal

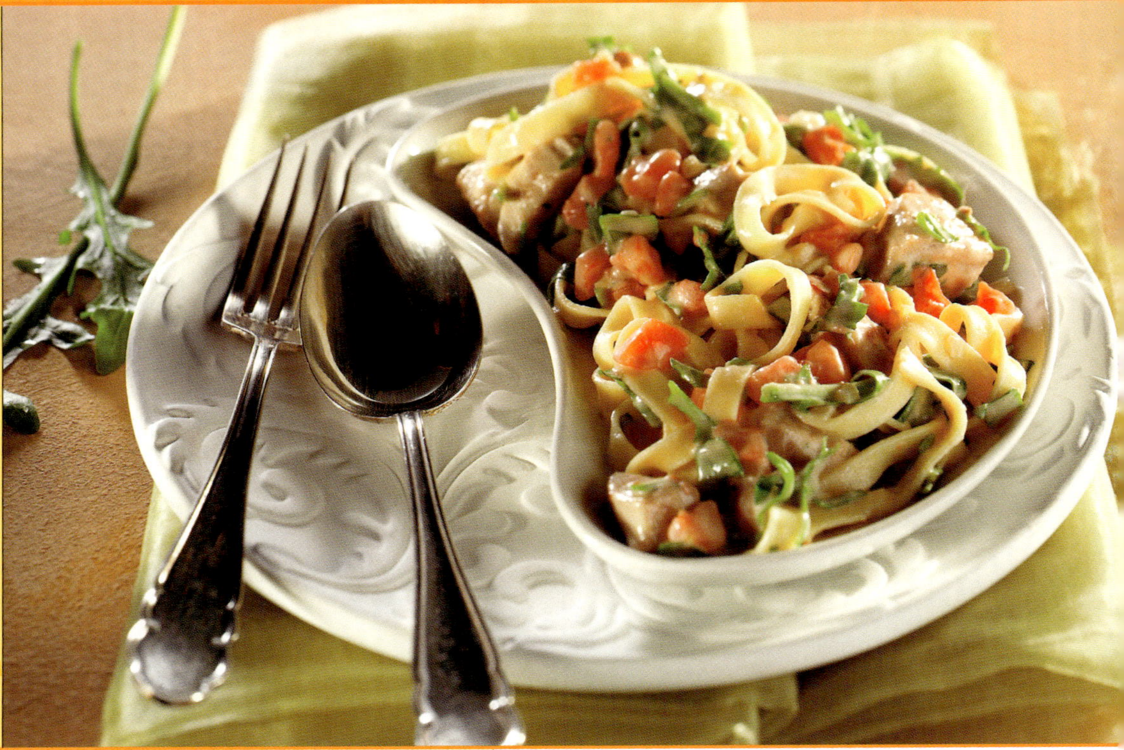

Tagliatelle mit Kalbfleischsauce

> **ZUTATEN:**

150 g Kalbsschnitzel
1 Schalotte, 50 g Rucola
1 reife Eiertomate
1 EL Butter
Salz, schwarzer Pfeffer
1 TL Mehl, 150 ml Fleischbrühe
4 EL Sahne
100 g Tagliatelle (Kühlregal)

Zubereitung: 25 Minuten

Pro Portion etwa:

kcal	Fett	Eiweiß	Kohlenhydrate
400	13 g	25 g	42 g

1| Das Schnitzel trockentupfen und in 1 cm breite Streifen schneiden. Schalotte schälen und fein hacken. Den Rucola verlesen, von den groben Stielen befreien, waschen und trockenschleudern. Einige Blätter beiseite legen, den Rest zerkleinern. Die Tomate kreuzweise einritzen, mit kochendem Wasser überbrühen, häuten, halbieren, von Strunk und Kernen befreien und würfeln.

2| Die Butter in einer beschichteten Pfanne erhitzen. Die Schalotte kurz darin anbraten. Das Schnitzel zufügen und rundum kräftig anbraten, salzen und pfeffern. Das Mehl darüber stäuben und nach und nach die Brühe zugießen. 5 Minuten köcheln lassen. Die Sahne zugießen und die Sauce bei geringer Hitze einkochen lassen.

3| Inzwischen die Nudeln nach Packungsanleitung bissfest garen. Abgießen und gut abtropfen lassen. Nudeln, zerkleinerten Rucola und Tomate 2 Minuten in der Sauce erhitzen, salzen und pfeffern. Mit dem beiseite gelegten Rucola auf Tellern anrichten.

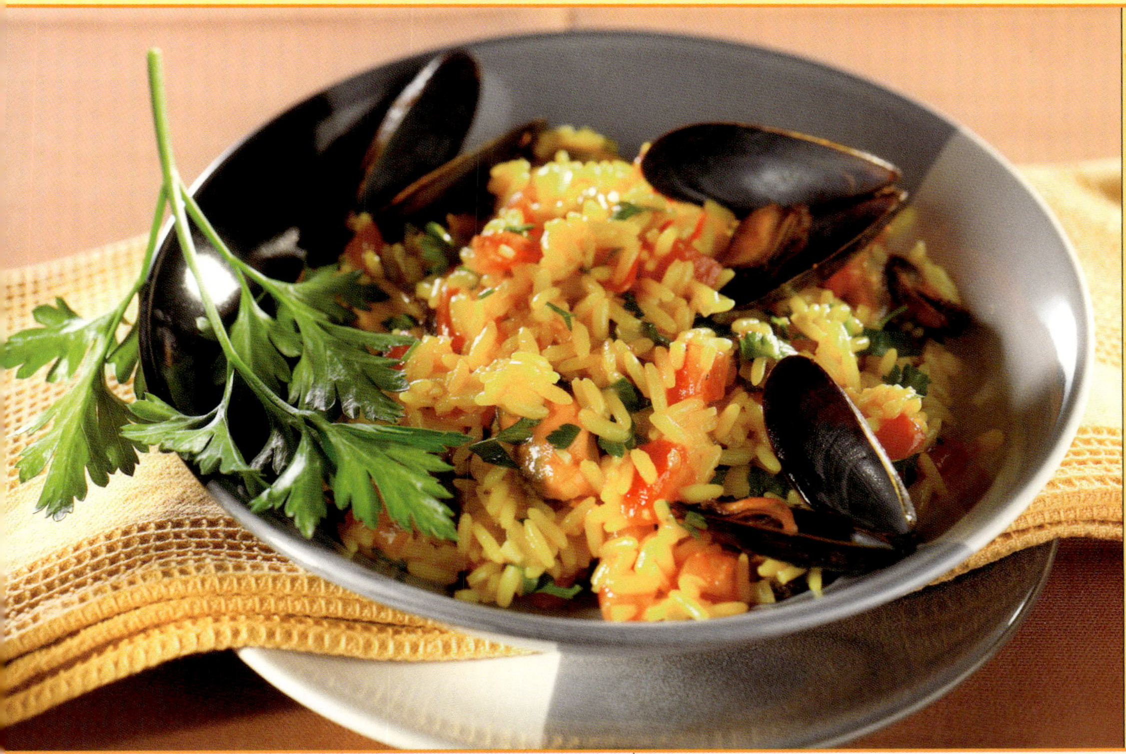

400 kcal

Safranreis mit Muscheln

> **ZUTATEN:**

500 g Miesmuscheln
(ca. 200 g ausgelöstes Muschelfleisch)
1 Möhre, 1 Stange Lauch
2 Schalotten, 1 Knoblauchzehe
2 EL Olivenöl
$1/2$ l Gemüsebrühe
einige Safranfäden
100 g Langkornreis
Salz, weißer Pfeffer
1 reife Fleischtomate
1 EL fein gehackte Petersilie

Zubereitung: 45 Minuten

1| Die Muscheln unter fließendem Wasser gründlich sauber bürsten, entbarten und alle geöffneten Muscheln wegwerfen. Die Möhre schälen und fein würfeln. Den Lauch putzen, längs einschneiden, gründlich waschen und in Ringe schneiden. Die Schalotten und den Knoblauch schälen und fein hacken.

2| In einem Topf 1 EL Öl erhitzen. 1 Schalotte, Knoblauch und Gemüse kurz anbraten. $1/8$ l Brühe zugießen und die Muscheln darin zugedeckt etwa 5 Minuten garen. Die Muscheln herausnehmen und den Sud passieren. Die Safranfäden in den Sud einrühren.

3| Das restliche Öl in einem Topf erhitzen. Übrige Schalottenwürfel kurz darin anbraten. Den Reis zufügen und unter Rühren glasig braten. Sud und restliche Brühe zugießen, salzen und pfeffern. Zugedeckt etwa 15 Minuten köcheln lassen. Die Tomate kreuzweise einritzen, mit kochendem Wasser überbrühen, häuten, halbieren, von Strunk und Kernen befreien und würfeln.

4| Das Muschelfleisch aus den Schalen lösen, dabei nicht geöffnete Exemplare wegwerfen. Tomaten, Muscheln und Petersilie unter den Reis mischen und alles weitere 10 Minuten garen. Sofort servieren.

Pro Portion etwa:

kcal	Fett	Eiweiß	Kohlenhydrate
400	14 g	18 g	47 g

Zutaten sorgfältig auswählen

Eierspeisen und Aufläufe zählen zu den preiswerteren Gerichten, die zudem den Vorteil haben, dass viele von ihnen im Handumdrehen fertig oder gut vorzubereiten sind. Das klingt gut, doch die Sache hat einen Haken: Viele dieser Gerichte liefern jede Menge Fett und sind deshalb für Diäten nicht geeignet. Doch woran liegt das? Zum einen sind hier die Zutaten selbst zu nennen. Eier enthalten neben Cholesterin auch viel Fett. Werden sie gebraten, kommt außerdem noch der Fettgehalt des Bratfetts dazu, ganz zu schweigen vom Speck, mit dem Eier gern kombiniert werden. Wenn es unbedingt Eier mit Speck sein sollen, verwenden Sie zum Braten eine beschichtete Pfanne, denn so können Sie am Bratfett sparen. Ersetzen Sie den Frühstücksspeck durch mageren rohen Schinken. Variieren Sie die Zubereitung der Eier auch in anderen Gerichten: Servieren Sie zum Spinat anstelle von Spiegeleiern doch einmal pochierte Eier.

Jetzt zu den Aufläufen: Gemischtes Hackfleisch und dicke Saucen machen Aufläufe schön saftig, die, mit reichlich fettem Käse überbacken, auch noch eine appetitliche goldbraune Kruste erhalten … Und genau das macht Aufläufe zu wahren Kalorienbomben. Wer hier Kalorien sparen möchte, muss bei den Zutaten abspecken. Tauschen Sie gemischtes Hackfleisch durch Rinderhackfleisch oder Tatar aus und ersetzten Sie einen Teil des Fleischs durch frisches Gemüse. Halbieren Sie die Käse- und Saucenmengen und bereiten Sie die Saucen mit Milch anstelle von Sahne zu.

KALORIEN UND FETTE

Eiergerichte und Aufläufe	kcal/ Portion	Fett (g)/ Portion
• 2 pochierte Eier auf Blattspinat	300	21
• 1 Omelette (aus 2 Eiern) mit Kräutern	300	25
• 1 Rührei (aus 2 Eiern) mit Kräutern	300	25
• 2 gekochte Eier mit Senfsauce	300	27
• 2 Spiegeleier mit 25 g ausgelassenem Schinkenspeck	300	27
• 1 Portion Makkaroni-Auflauf mit 50 g gekochtem Schinken, ohne Käse	450	14
• 1 Portion Paprika-Kartoffel-Auflauf mit Mozzarella	450	18
• 1 Portion Gemüseauflauf mit 25 g Emmentaler (45 % Fett i.Tr.)	500	32
• 1 Portion Moussaka mit Rinderhackfleisch und 35 g Gouda (40 % Fett i.Tr.)	600	46
• 1 Omelette (aus 2 Eiern) mit 15 g durchwachsenem Speck und Champignons	600	54

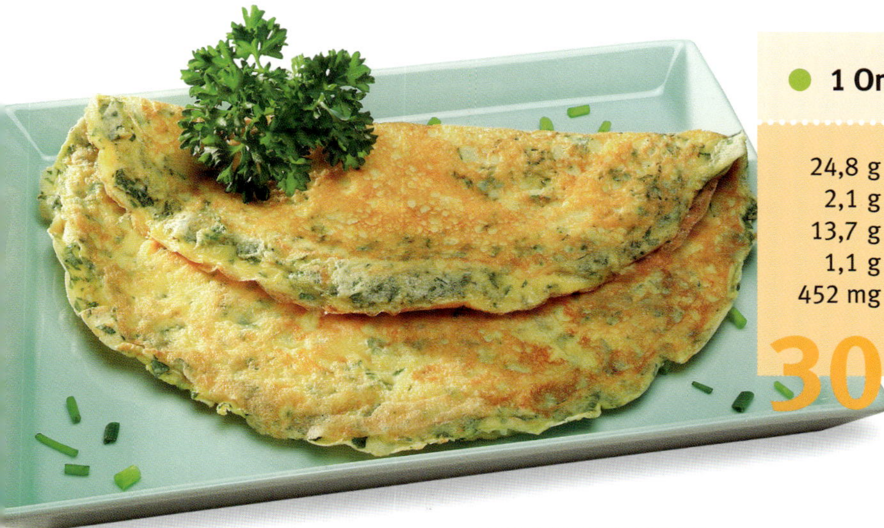

● **1 Omelette mit Kräutern**

24,8 g Fett (gesamt)
2,1 g MUF
13,7 g Eiweiß
1,1 g Kohlenhydrate (gesamt)
452 mg Cholesterin

300 kcal

=

● **1/2 Omelette mit Speck und Champignons**

27,0 g Fett (gesamt)
1,0 g MUF
17,5 g Eiweiß
2,5 g Kohlenhydrate (gesamt)
273 mg Cholesterin

300 kcal

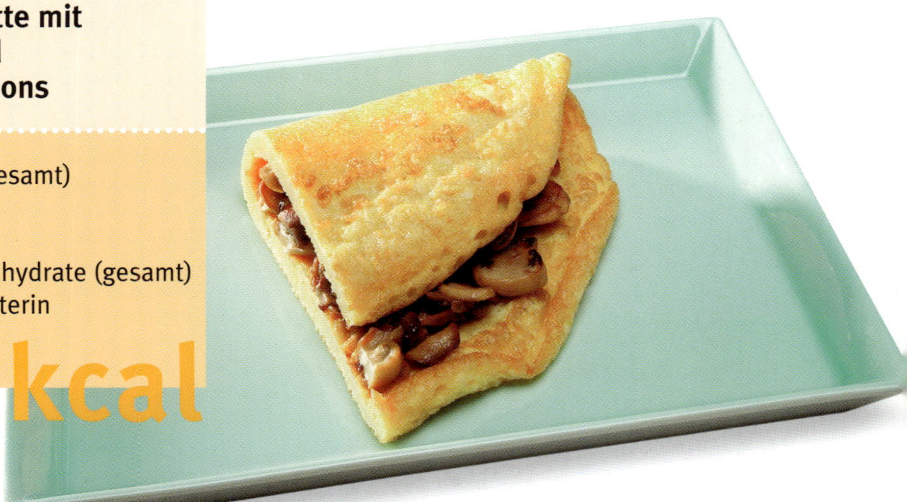

300 kcal

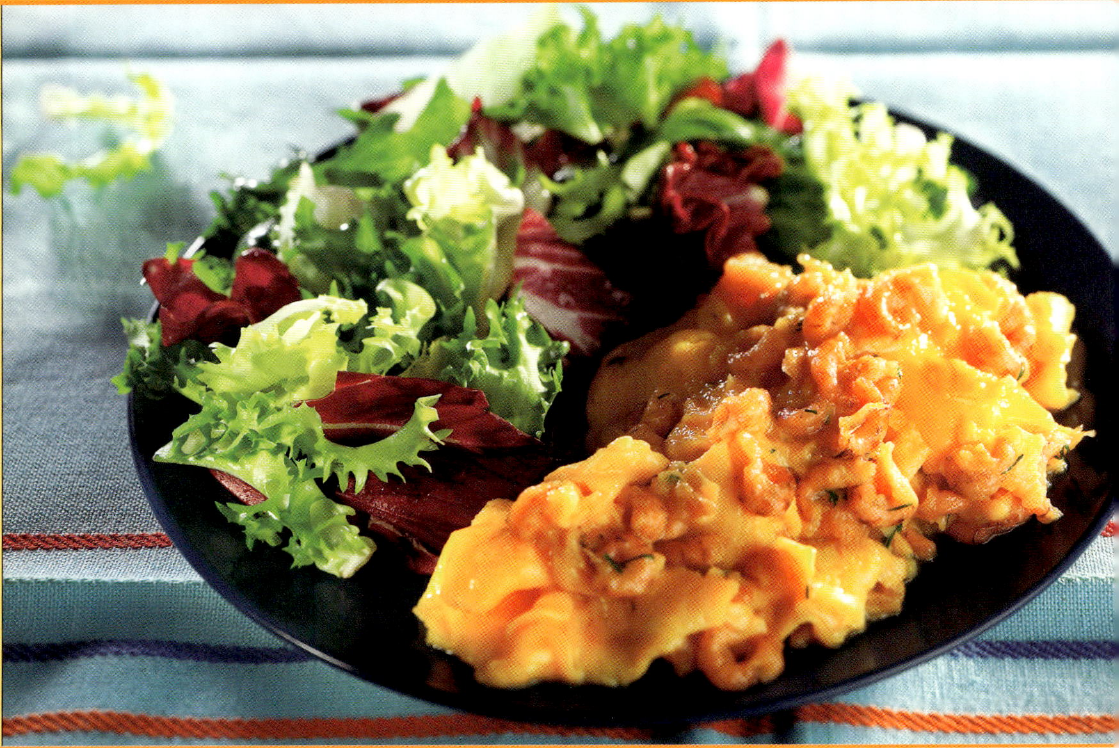

Rührei mit Garnelen und Blattsalat

> ZUTATEN:

4 Eier (Größe S)
1–2 EL Mineralwasser
Salz, schwarzer Pfeffer
10 g Butter
100 g Tiefseegarnelen (Krabben)
2 TL fein gehackte Dillspitzen
100 g gemischter Blattsalat
1 EL Vinaigrette (siehe S. 102)

Zubereitung: 10 Minuten

Pro Portion etwa:

kcal	Fett	Eiweiß	Kohlenhydrate
300	20 g	21 g	2 g

1| Die Eier mit dem Mineralwasser verquirlen und mit Salz und Pfeffer würzen. In einer beschichteten Pfanne die Hälfte der Butter erhitzen. Die Hälfte der Eiermasse hineingießen und etwa 1 Minuten stocken lassen. Mit der Hälfte der Garnelen und 1 TL Dill bestreuen und mit einem Pfannenwender vorsichtig umrühren. Bei geringer Hitze stocken lassen. Herausheben und warm halten.

2| Die restliche Butter in der noch heißen Pfanne schmelzen und wie beschrieben aus der restlichen Eiermasse mit den Garnelen und dem Dill ein weiteres Rührei zubereiten.

3| Den Salat waschen und trockenschleudern. Die Rühreier auf Tellern verteilen, den Salat daneben anrichten und mit der Vinaigrette beträufeln.

> INFO

Bei Garnelen gilt: Essen und schlank werden, denn sie enthalten viel Eiweiß und wenig Fett.

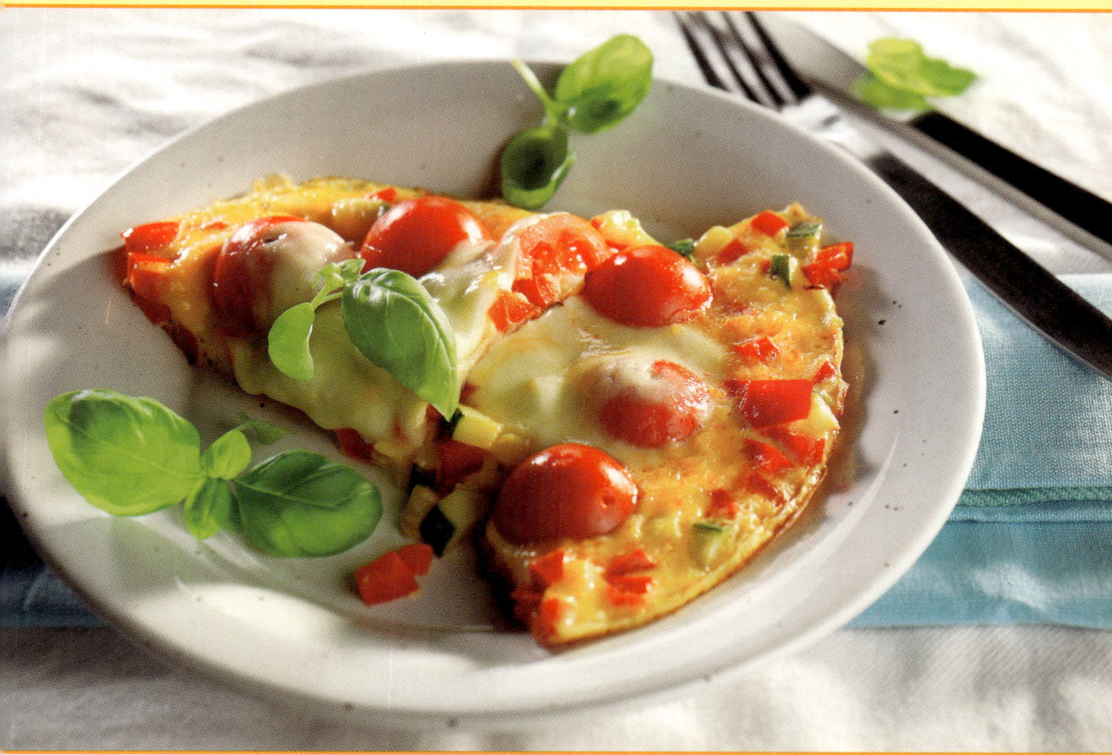

Gemüseomelette mit Mozzarella

> **ZUTATEN:**

1 kleine rote Paprikaschote
1 kleiner Zucchino
100 g Kirschtomaten
100 g Mozzarella
1 EL Olivenöl
Salz, schwarzer Pfeffer
2 Eier (Größe M)
1 EL Mineralwasser
einige Blätter Basilikum

Zubereitung: 30 Minuten

1| Das Gemüse putzen und waschen. Paprika und Zucchino in kleine Würfel schneiden. Die Tomaten halbieren. Den Mozzarella in dünne Scheiben schneiden.

2| Das Öl in einer beschichteten Pfanne erhitzen und die Paprikawürfel darin 2 bis 3 Minuten dünsten. Den Zucchino kurz mitbraten, dann die Tomaten mit den Schnittflächen nach unten in die Pfanne setzen. Das Gemüse mit Salz und Pfeffer würzen und weitere 5 Minuten bei mittlerer Hitze dünsten.

3| Die Eier mit dem Mineralwasser verquirlen und mit Salz und Pfeffer würzen. Über das Gemüse gießen und 1 bis 2 Minuten stocken lassen. Die Mozzarellascheiben darauf verteilen und die Gemüse-Ei-Mischung zugedeckt bei geringer Hitze etwa 5 Minuten garen, bis der Käse geschmolzen ist. Das Omelette wie einen Kuchen vierteln, auf zwei Tellern anrichten und mit einigen Blättchen Basilikum bestreuen.

> **TIPP**

Verwenden Sie zum Würzen nur jodiertes Salz, das Ihnen hilft, Ihren täglichen Bedarf an Jod zu decken, da unsere Nahrungsmittel, abgesehen von Fisch und Meeresalgen, nur wenig oder gar kein Jod enthalten.

Pro Portion etwa:

kcal	Fett	Eiweiß	Kohlenhydrate
300	21 g	19 g	5 g

400 kcal

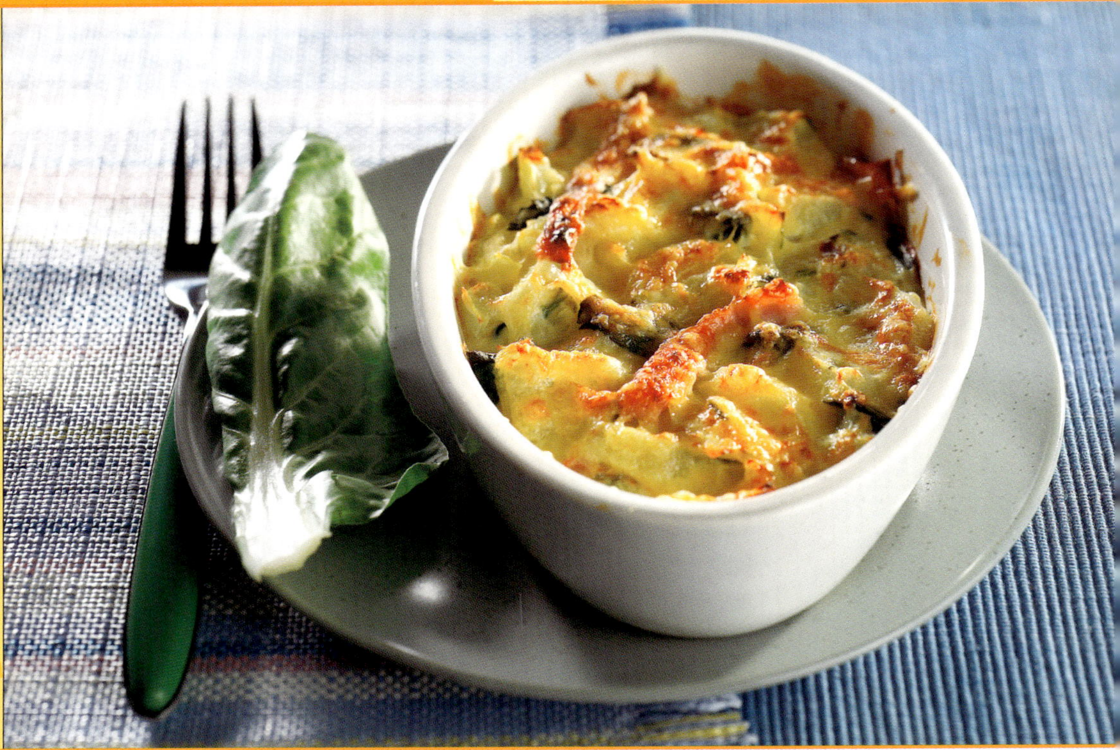

Mangold-Schinken-Auflauf

> **ZUTATEN:**

400 g Mangold
Salz, 1 Zwiebel
1 Knoblauchzehe, 1 EL Olivenöl
100 g Kochschinken in dünnen Scheiben
200 g Speisequark (20 % Fett)
2 Eier (Größe S)
50 g geriebener Gouda (40 % Fett i.Tr.)
schwarzer Pfeffer
1 Prise frisch geriebene Muskatnuss
etwas Öl für die Form

Zubereitung: 1 Stunde
Backzeit: 40 Minuten

Pro Portion etwa:

kcal	Fett	Eiweiß	Kohlenhydrate
400	23 g	40 g	6 g

1| Den Backofen auf 200° (Umluft 180°) vorheizen. Den Mangold waschen und die dicken Blattrippen herausschneiden. Die Blätter in Salzwasser etwa 3 Minuten blanchieren, abschrecken, gut abtropfen lassen und grob hacken. Die Blattrippen in Streifen schneiden.

2| Die Zwiebel und den Knoblauch schälen. Die Zwiebel fein würfeln. Das Öl in einem Topf erhitzen. Die Zwiebel und die Mangoldstiele kurz darin dünsten. Dann die Mangoldblätter zufügen. Den Knoblauch dazupressen und das Gemüse etwa 5 Minuten dünsten. Inzwischen den Schinken in feine Streifen schneiden.

3| Den Mangold in einer Schüssel mit den übrigen Zutaten gut vermischen. Mit Salz, Pfeffer und Muskatnuss würzen. Eine feuerfeste Form mit wenig Öl auspinseln und die Mangold-Mischung darin verteilen. Im Ofen in etwa 40 Minuten goldgelb überbacken.

> **INFO**

Mangold führte lange ein unbeachtetes Dasein, doch seit einigen Jahren erlebt er eine Art Renaissance. Die eiweiß- und mineralstoffreichen Blätter werden gern gefüllt oder wie hier gedünstet. Er kann nach Belieben durch Spinat ersetzt werden.

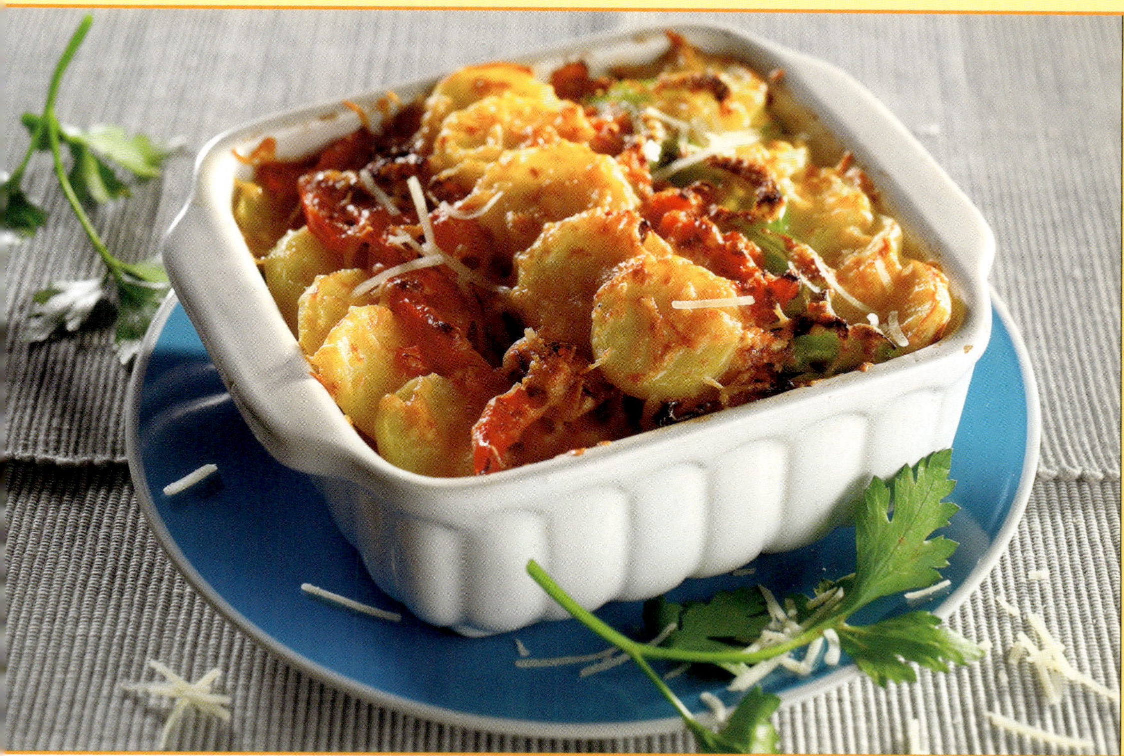

Kartoffel-Paprika-Auflauf mit Parmesan

> **ZUTATEN:**

400 g kleine mehlig kochende Kartoffeln
Salz, 2 Eiertomaten
1 Knoblauchzehe
50 g magerer geräucherter Schinkenspeck in dünnen Scheiben
1 1/2 EL Olivenöl, 1 EL gehackter Majoran
je 1 rote und grüne Paprikaschote
1 Ei (Größe M), 4–5 EL Milch
schwarzer Pfeffer
40 g frisch geriebener Parmesan

Zubereitung: 1 Stunde
Backzeit: 40 Minuten

1| Kartoffeln waschen und mit der Schale in leicht gesalzenem Wasser etwa 20 Minuten garen. Abgießen und kurz ausdampfen lassen. Tomaten mit kochendem Wasser überbrühen, häuten, halbieren, entkernen und fein würfeln. Knoblauch schälen und fein hacken. Den Schinkenspeck in dünne Streifen schneiden.

2| Den Backofen auf 200° (Umluft 180°) vorheizen. 1 EL Öl in einer beschichteten Pfanne erhitzen und darin den Schinkenspeck mit dem Knoblauch etwa 5 Minuten braten. Vom Herd nehmen und die Tomaten mit dem Majoran untermischen.

3| Die noch heißen Kartoffeln pellen und in dünne Scheiben schneiden. Die Paprika halbieren, von Samen und Scheidewänden befreien, waschen und in dünne Streifen schneiden. Das Ei mit der Milch verquirlen, salzen und pfeffern. Eine Auflaufform mit dem restlichen Öl auspinseln. Kartoffeln, Schinken-Tomaten-Mischung und Paprika einschichten, die Kartoffeln dabei leicht salzen. Die Eier-Milch darüber gießen und den Auflauf im vorgeheizten Ofen (Mitte) etwa 30 Minuten backen. 5 Minuten vor Ende der Garzeit mit Parmesan bestreuen.

Pro Portion etwa:

kcal	Fett	Eiweiß	Kohlenhydrate
400	17 g	23 g	37 g

Vegetarische Schlank-Garanten

Kartoffeln und Gemüse schmecken nicht nur gut, sie sind auch noch überaus gesund! Neben wertvollen Vitaminen und Mineralstoffen liefern sie viele sekundäre Pflanzenstoffe, die für unser Wohlbefinden und unsere Gesundheit ebenso wichtig sind wie die anderen Vitalstoffe.

Da Gemüse kaum Fett enthält, ist es eigentlich ideal für eine kalorienreduzierte Ernährung – gäbe es nicht die Unsitte, es mit Butter, Öl und schweren Saucen zu »verfeinern«. Ein Beispiel: 1 Portion gekochter Spargel hat gerade einmal 65 Kalorien, die dazu servierte Portion Sauce Hollandaise bringt es auf rund 300 Kalorien. Kommen dann noch 100 g geräucherter Schinken dazu, steigt der Kaloriengehalt der Mahlzeit auf rund 515 Kalorien; Kartoffeln und ein Glas Weißwein sind dabei noch nicht eingerechnet. Und auch der Blick auf den Fettgehalt lässt erstarren, denn es sind am Ende stolze 43 g pro Portion! Wenn Sie abnehmen möchten, sollten Sie sich diesen Genuss nur ausnahmsweise gönnen und versuchen, die Kalorien einzusparen, indem Sie sich an diesem Tag ansonsten mit Früchten und Gemüserohkost zufrieden geben.

Salz-, Pell- oder Folienkartoffeln sind eine leckere Beilage und entgegen landläufiger Meinung keine Dickmacher – vorausgesetzt, man bereitet sie richtig zu. Bereits ein Esslöffel zerlassene Butter auf den Kartoffeln liefert über acht Gramm Fett, vier Esslöffel Bratensauce mit Sahne rund 18 g Fett und die Portion knusprige Bratkartoffeln verdankt ihre 300 Kalorien vor allem dem Bratfett.

KALORIEN UND FETTE

Kartoffel- und Gemüsegerichte	kcal/ Portion	Fett (g)/ Portion
• 1 Portion Spargel (200 g) mit 10 g zerlassener Butter	100	9
• 1 Portion Gemüse-Curry (250 g)	150	9
• 1 Portion Ratatouille	150	11
• 1 Portion Möhrengemüse	150	11
• 1 Portion Herzoginkartoffeln	200	8
• 1 Portion Kartoffelgratin (250 g) ohne Käse	200	11
• 1 Portion Kartoffelrösti	200	13
• 1 gegrillter Maiskolben mit 10 g Butter	300	11
• 2 Folienkartoffeln (250 g) mit Kräuter-Crème-fraîche	300	12
• 1 Portion Bratkartoffeln	300	15
• 3 Kartoffelpuffer mit Apfelmus	500	20
• 1 gefüllte Paprikaschote mit 100 g gemischtem Hackfleisch	500	37
• 1 Portion Klassisches Leipziger Allerlei mit Krebsen und Krebsbutter	600	38

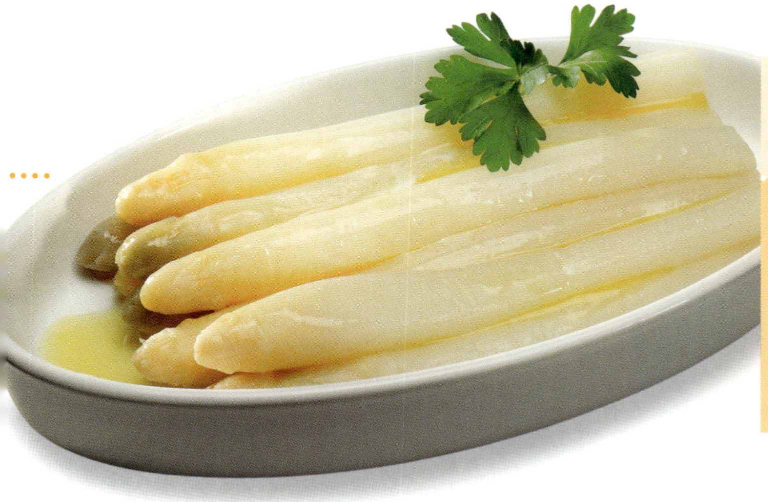

200 g Spargel mit 10 g zerlassener Butter

8,4 g Fett (gesamt)
0,2 g MUF
3,4 g Eiweiß
2,4 g Kohlenhydrate (gesamt)
1,0 g Ballaststoffe

100 kcal

=

1/5 gefüllte Paprikaschote mit 20 g Hackfleisch

7,4 g Fett (gesamt)
0,6 g MUF
4,6 g Eiweiß
2,8 g Kohlenhydrate (gesamt)
1,6 g Ballaststoffe

100 kcal

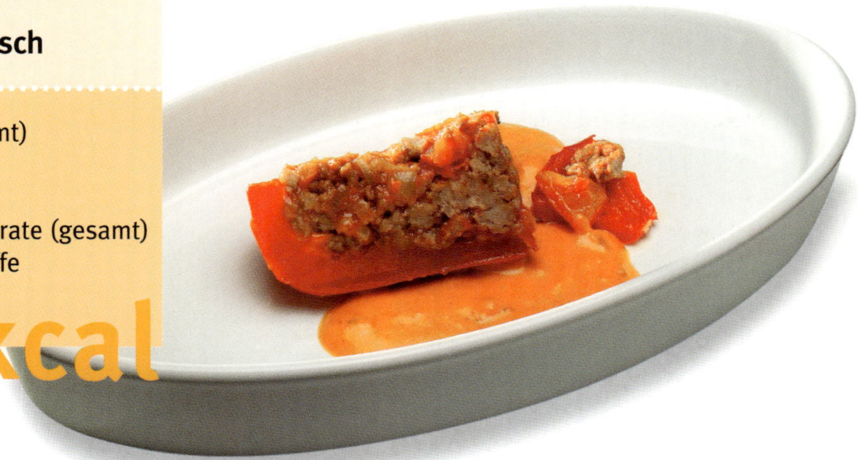

200 kcal

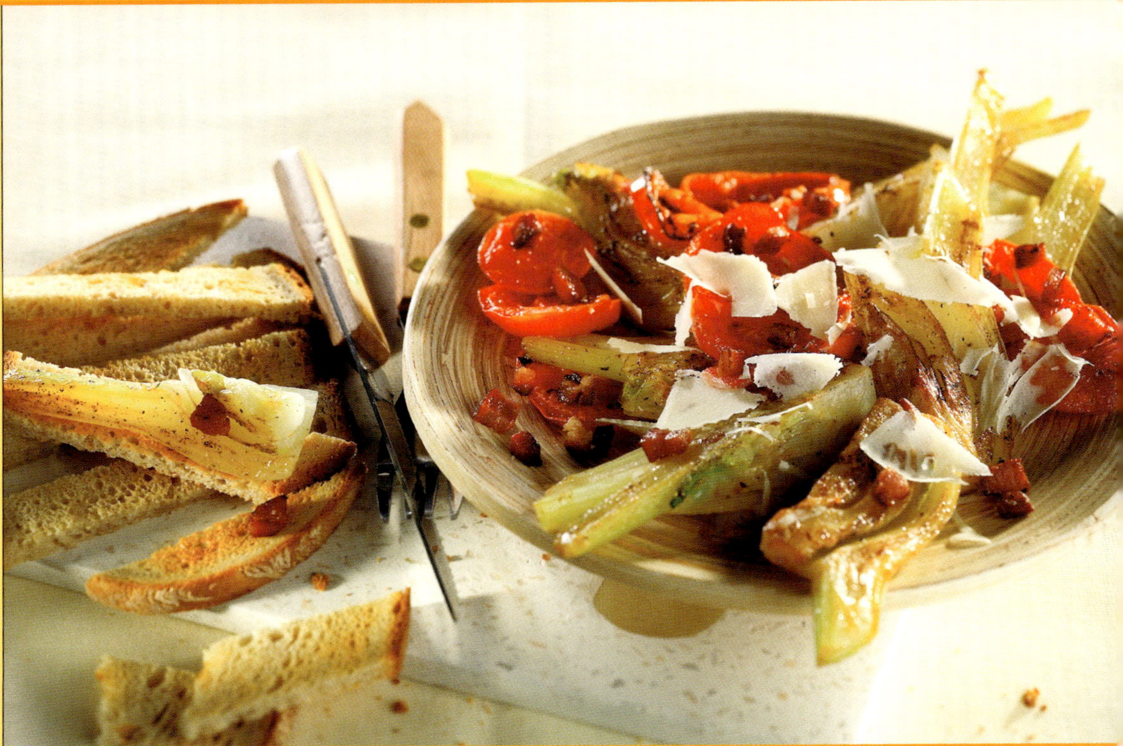

Fenchel-Tomaten-Gemüse mit Parmesan

> **ZUTATEN:**

4 kleine Fenchelknollen
(gesamt ca. 600 g)
Salz
50 g Schwarzwälder Schinken am Stück
2 Eiertomaten
1 EL Olivenöl
schwarzer Pfeffer
20 g Parmesan (37 % Fett i.Tr.)
2 Scheiben Bauernbrot (à 40 g)
1 Knoblauchzehe nach Belieben

Zubereitung: 20 Minuten

Pro Portion etwa:

kcal	Fett	Eiweiß	Kohlenhydrate
200	7 g	13 g	23 g

1| Fenchel waschen und putzen, das zarte Grün beiseite legen. Leicht gesalzenes Wasser aufkochen und die Knollen darin in etwa 15 Minuten knapp bissfest garen. Abgießen, abtropfen lassen und vierteln.

2| Den Schinken würfeln. Die Tomaten vom Stielansatz befreien und in dicke Scheiben schneiden. Das Öl in einer Pfanne erhitzen und den Schinken darin in 2 bis 3 Minuten knusprig braten. Fenchel und Tomaten zufügen, würzen und bei geringer Hitze 10 Minuten dünsten.

3| Inzwischen das Fenchelgrün fein hacken und den Parmesan in Späne hobeln. Die Brotscheiben toasten, nach Belieben mit den Schnittflächen einer halbierten Knoblauchzehe bestreichen und in Streifen schneiden.

4| Das Fenchel-Tomaten-Gemüse auf Tellern anrichten und mit dem Fenchelgrün und dem Parmesan bestreuen. Das geröstete Brot dazu reichen.

> **INFO**

Fenchel ist reich an Kalzium und trägt daher zum Aufbau von Knochen und Zähnen bei. Seine ätherischen Öle wirken zudem verdauungsfördernd.

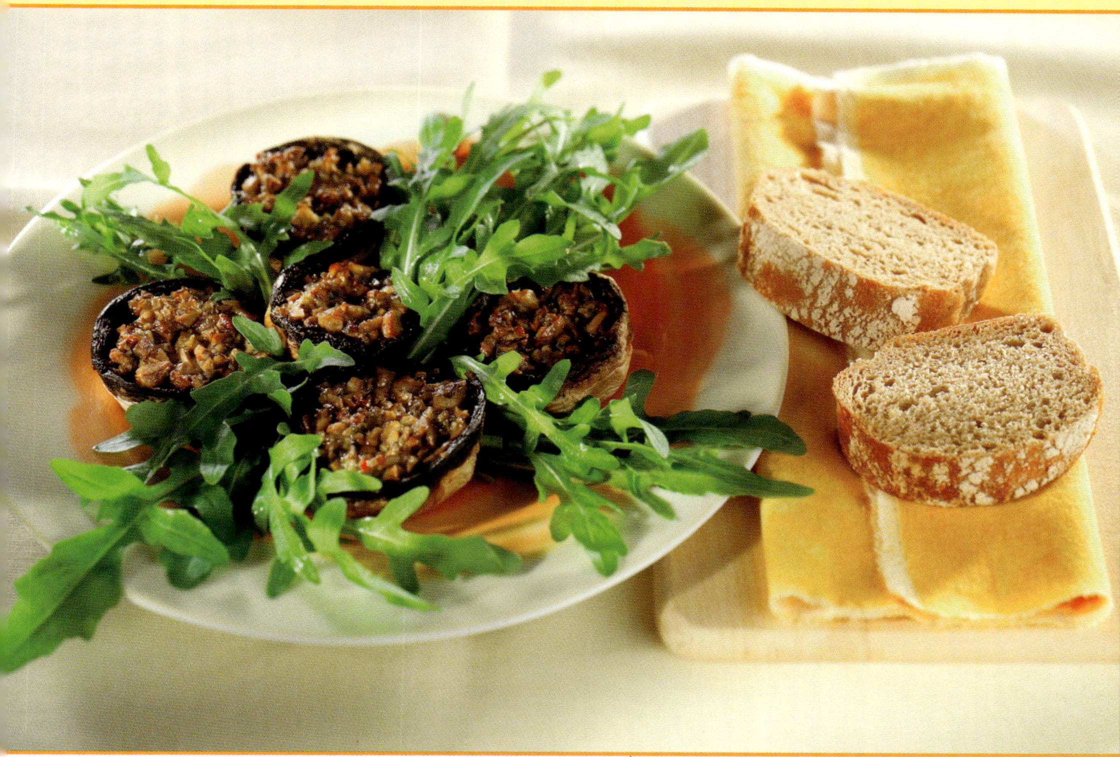

200 kcal

Gefüllte Champignons mit Baguette

› **ZUTATEN:**

10 große Champignons
1 Knoblauchzehe
20 g weiche Butter
1–2 TL fein gehackte gemischte Kräuter
Salz, schwarzer Pfeffer
50 g Rucola
4 Scheiben Vollkorn-Baguette (à 20 g)
Alufolie

Zubereitung: 20 Minuten

1| Den Grill auf mittlere Stufe vorheizen. Die Pilze mit Küchenpapier abreiben und putzen. Die Stiele herausdrehen und fein hacken. Den Knoblauch schälen.

2| Den Knoblauch zur Butter pressen und die Mischung gut mit den Pilzstielen und den Kräutern vermengen. Die Kräuterbutter mit Salz und Pfeffer würzen. Die Champignons mit den Köpfen nach unten auf ein mit Alufolie belegtes Blech setzen und die Vertiefungen der Stiele mit der Kräuterbutter füllen.

3| Die Champignons unter dem vorgeheizten Grill etwa 5 Minuten grillen. Den Rucola verlesen, waschen und trockenschleudern. Auf Tellern verteilen und die Champignons darauf anrichten. Mit Baguette servieren.

› **INFO**

Champignons stecken vom Stiel bis zum Hut voller gesunder Nährstoffe: Das in ihnen enthaltene Vitamin D kräftigt die Knochen, vor allem während der dunklen Jahreszeit, während das Vitamin B_2 Müdigkeit und Konzentrationsschwächen vertreibt. Ideal: Champignons enthalten Fett nur in Spuren.

Pro Portion etwa:

kcal	Fett	Eiweiß	Kohlenhydrate
200	9 g	8 g	24 g

300 kcal

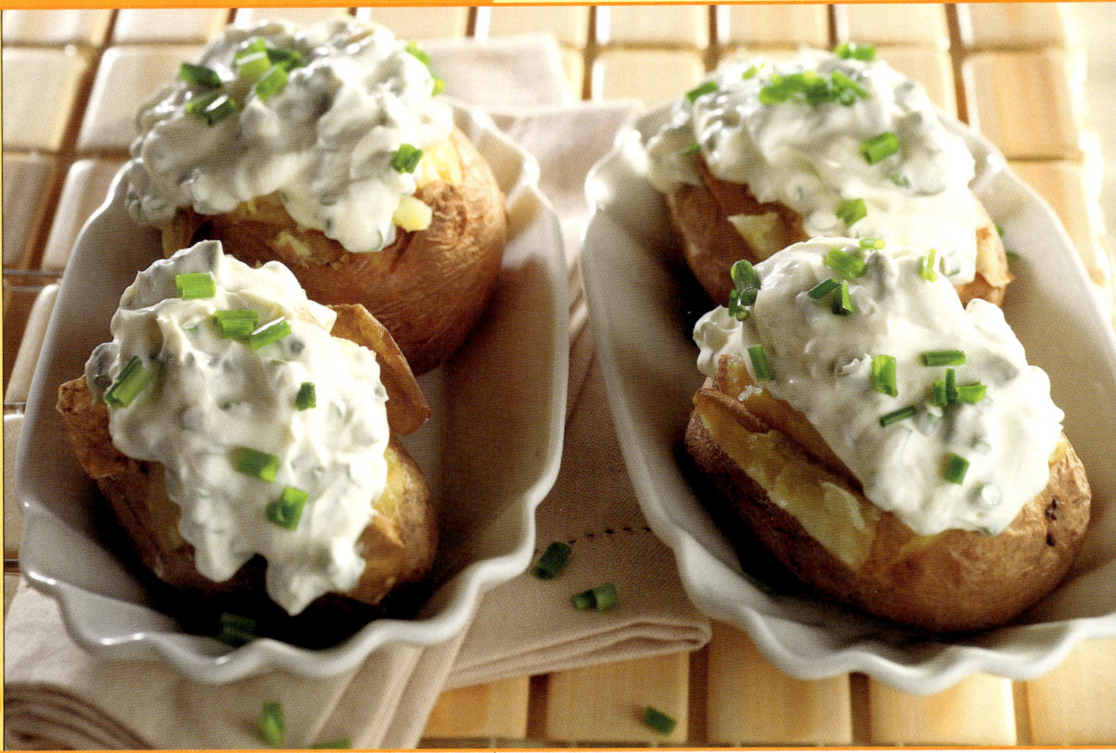

Baked Potatoes mit Schnittlauchquark

> ZUTATEN:

4 mehlig kochende Kartoffeln
(gesamt ca. 500 g)
1/2 Bund Schnittlauch
200 g Speisequark (20 % Fett)
1 TL Distelöl
Salz, schwarzer Pfeffer
Alufolie

Zubereitung: 5 Minuten
Garzeit: 45 Minuten

Pro Portion etwa:

kcal	Fett	Eiweiß	Kohlenhydrate
300	8 g	18 g	40 g

1| Den Backofen auf 180° (Umluft 160°) vorheizen. Die Kartoffeln waschen, trockenreiben und jeweils locker in ein Stück Alufolie einwickeln. Im vorgeheizten Ofen etwa 45 Minuten backen.

2| Den Schnittlauch abbrausen, trockentupfen und in feine Röllchen schneiden. Den Quark mit dem Öl verrühren, kräftig salzen und pfeffern. Zuletzt den Schnittlauch unterrühren.

3| Die Kartoffeln aus dem Ofen nehmen, etwas abkühlen lassen und aus der Folie wickeln. Oben kreuzweise einschneiden und das Kartoffelfleisch durch seitlichen Druck mit Daumen und Zeigefinger etwas herausdrücken. Den Schnittlauch-Quark darauf verteilen und die Kartoffeln auf Tellern anrichten.

> INFO

Schnittlauch liefert reichlich Vitamin C und Eisen, regt den Appetit an und reguliert die Verdauung – allerdings nur, wenn die Halme ganz frisch geschnitten verzehrt werden. Getrocknet ist Schnittlauch leider so gut wie wirkungslos.

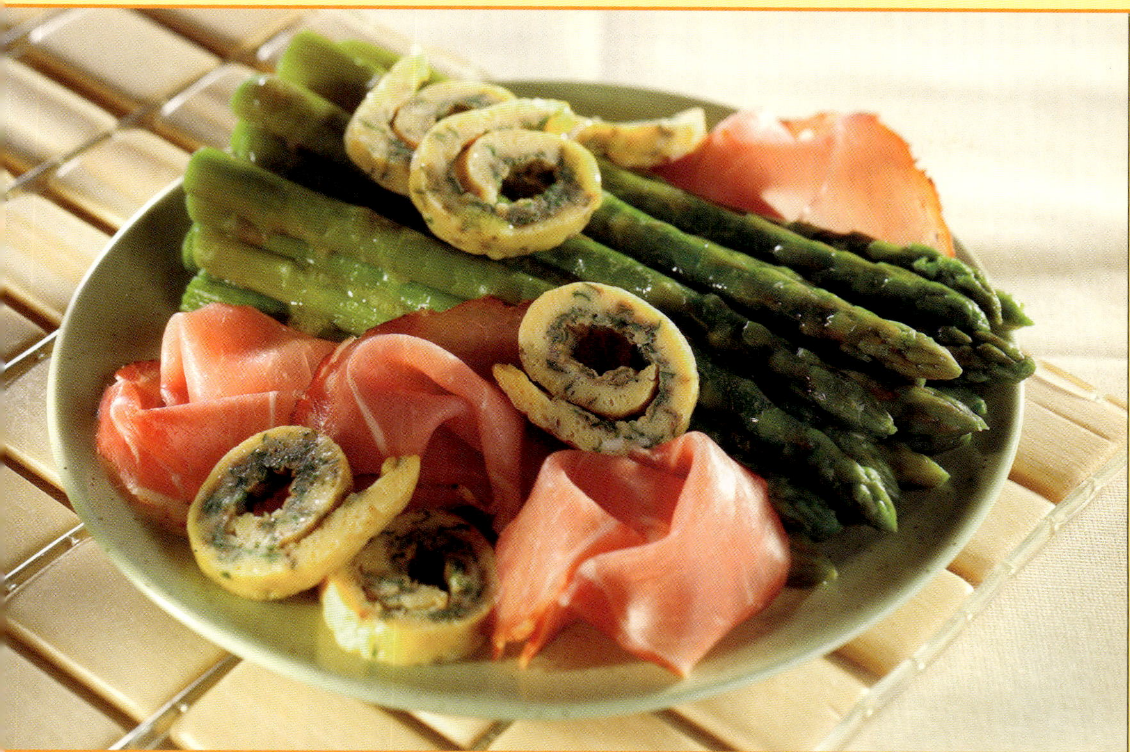

300 kcal

Grüner Spargel mit Kräuter-Ei-Röllchen

> **ZUTATEN:**

1 kg grüner Spargel (möglichst gleich dünne Stangen)
1 Prise Salz, 1 Stück Würfelzucker
2 Eier (Größe M), 1 EL Mineralwasser
Salz, schwarzer Pfeffer
1 EL fein gehackte gemischte Kräuter
2 EL Butter
75 g magerer Schwarzwälder Schinken in dünnen Scheiben

Zubereitung: 30 Minuten

1| Den Spargel putzen und waschen, die holzigen Enden abschneiden und das untere Drittel bei Bedarf schälen. Reichlich Salzwasser mit dem Zucker aufkochen und die Stangen in etwa 20 Minuten darin bissfest garen.

2| Inzwischen die Eier mit dem Mineralwasser verquirlen. Mit Salz und Pfeffer würzen, dann die Kräuter unterrühren. In einer beschichteten Pfanne 1 EL Butter zerlassen und die Eimasse darin zugedeckt bei geringer Hitze in etwa 8 Minuten stocken lassen. Die restliche Butter in einem Butterpfännchen zerlassen.

3| Das Kräuter-Omelette aufrollen und in dünne Röllchen schneiden. Den Spargel abgießen und gut abtropfen lassen. Auf Tellern anrichten und mit der geschmolzenen Butter beträufeln. Mit den Kräuter-Ei-Röllchen und dem Schinken auf Tellern anrichten und servieren.

> **INFO**

Spargel ist nicht nur extrem kalorienarm, sondern bietet auch noch massenweise Vitalstoffe! Bereits 500 g decken den Tagesbedarf an Vitamin C und Folsäure, hinzu kommen reichlich Vitamin E, B_1 und Eisen. Da gibt es nur eines: Die Saison nutzen!

Pro Portion etwa:

kcal	Fett	Eiweiß	Kohlenhydrate
300	16 g	23 g	13 g

400 kcal

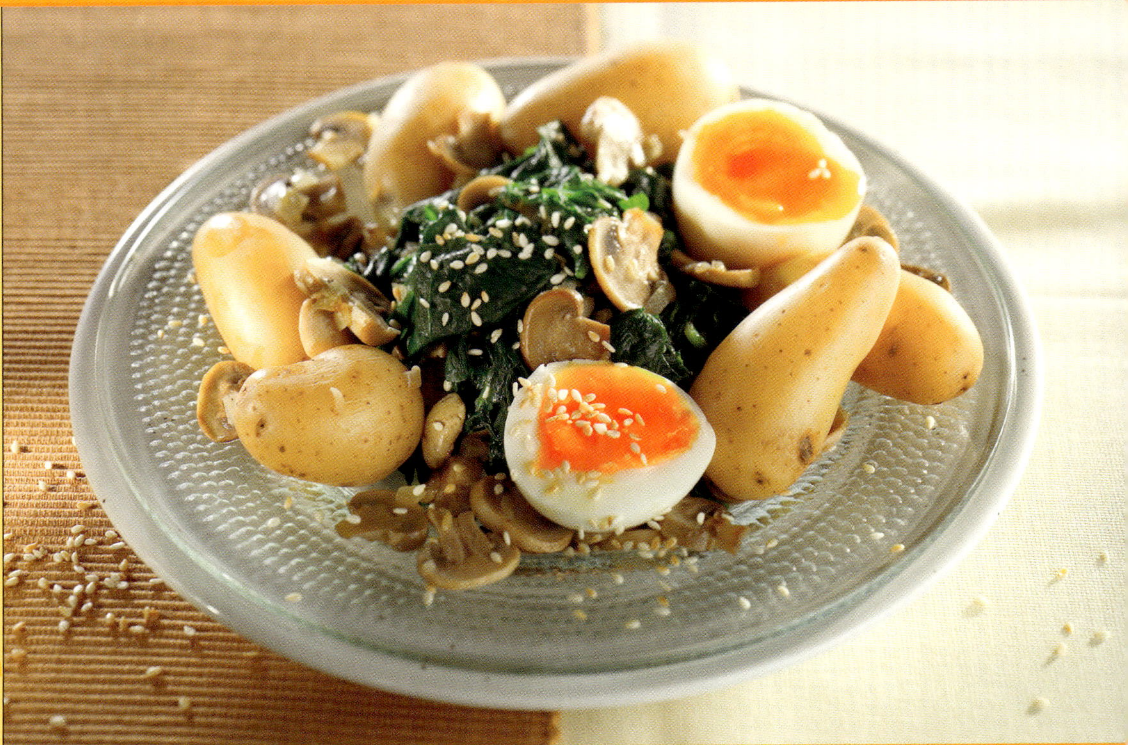

Spinat mit Kartoffeln und Champignons

› ZUTATEN:

500 g kleine neue Kartoffeln
2 Eier (Größe M)
500 g Blattspinat
Salz, schwarzer Pfeffer
1 Prise frisch geriebene Muskatnuss
250 g Champignons oder Egerlinge
1 kleine Zwiebel
10 g Butter
1 EL geröstete Sesamsamen

Zubereitung: 30 Minuten

Pro Portion etwa:

kcal	Fett	Eiweiß	Kohlenhydrate
400	14 g	24 g	41 g

1| Die Kartoffeln waschen und in wenig Wasser 20 Minuten garen. 7 Minuten vor Ende der Garzeit die Eier ins kochende Wasser einlegen und wachsweich kochen.

2| Inzwischen den Spinat verlesen, waschen und tropfnass in wenig Wasser etwa 5 Minuten dämpfen. Sobald er zusammengefallen ist, abgießen und ausdampfen lassen. Mit Salz, Pfeffer und Muskat würzen. Die Pilze mit Küchenpapier abreiben, putzen und in dicke Scheiben schneiden. Die Zwiebel schälen und fein hacken. Die Butter in einer Pfanne erhitzen und die Zwiebel darin 2 bis 3 Minuten dünsten. Die Pilze 5 Minuten mitdünsten. Mit Salz und Pfeffer würzen.

3| Den Pfanneninhalt unter den Spinat mischen. Eier und Kartoffeln abgießen. Die Eier kalt abschrecken, pellen und halbieren. Die Kartoffeln ausdampfen lassen und mit Spinat und Eiern anrichten. Mit Sesam bestreuen.

› INFO

Direkt unter der Schale liegt der Vitamin-Tresor der Kartoffel: Neben reichlich Vitamin C finden sich dort B-Vitamine, Mineralstoffe und Spurenelemente. Deshalb Kartoffeln wenn möglich mit Schale genießen!

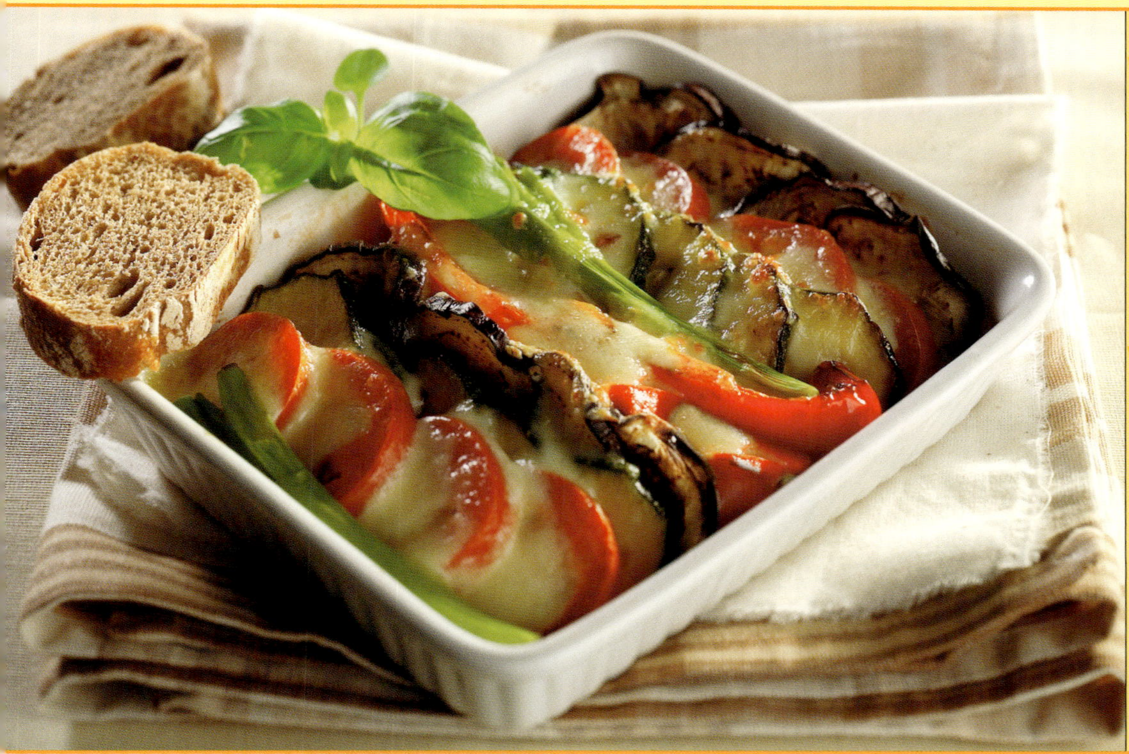

400 kcal

Gratiniertes Gemüse

> **ZUTATEN:**

2 kleine Zucchini (gesamt ca. 250 g)
1 kleine Aubergine (ca. 250 g)
3 feste Tomaten (z. B. Eiertomaten)
1 rote Paprikaschote
4 Frühlingszwiebeln, 1 EL Olivenöl
Salz, schwarzer Pfeffer
100 g Mozzarella
2 EL Basilikumblätter
4 Scheiben Vollkorn-Baguette (à 20 g)

Zubereitung: 30 Minuten

1| Den Backofen auf 200° (Umluft 180°) vorheizen. Zucchini, Aubergine und Tomaten putzen, waschen und in dünne Scheiben schneiden. Paprikaschote halbieren, von Samen und Scheidewänden befreien, waschen und in Streifen schneiden. Die Frühlingszwiebeln waschen, putzen und oben so kürzen, dass nur noch das zarte Grün stehen bleibt.

2| Ein Backblech mit Backpapier auslegen. Das Gemüse darauf auslegen und mit dem Öl bepinseln. Im vorgeheizten Ofen (Mitte) etwa 15 Minuten vorgaren.

3| Aus dem Ofen nehmen, in einer feuerfesten Form verteilen, salzen und pfeffern. Den Käse in dünne Scheiben schneiden und auf dem Gemüse verteilen. Im heißen Ofen (Mitte) etwa 5 Minuten überbacken, bis der Käse schmilzt und leicht bräunt. Herausnehmen, mit Basilikum bestreuen und mit dem Baguette servieren.

> **INFO**

Zucchini haben relativ wenig Eigengeschmack. Am besten schmecken möglichst kleine, zarte Exemplare, die in wenig Fett gedünstet oder mit etwas Öl bepinselt, gegrillt und kräftig gewürzt werden.

Pro Portion etwa:

kcal	Fett	Eiweiß	Kohlenhydrate
400	17 g	20 g	37 g

Die Kombination macht's

Salate und Rohkost scheinen auf den ersten Blick die ideale Kost, wenn man abnehmen will: Sie sind nicht nur kalorienarm, sondern auch noch reich an Vitaminen, Mineralstoffen und sekundären Pflanzenstoffen. All diese Vorteile werden jedoch hinfällig, wenn die knackigen Muntermacher mit einem Öl-Dressing, einer Sahnesauce, mit Mayonnaise, Käsewürfeln und Nüssen zubereitet werden. Denn dann steigt der Fett- und Kaloriengehalt schnell in astronomische Höhen.

Besser ist es, so oft wie möglich bei der Zubereitung von Salatdressings Öl und Remoulade durch Magerjoghurt oder durch fettreduzierte Mayonnaise zu ersetzen, denn ein Esslöffel Öl hat rund 90 Kalorien, ein Esslöffel fettarmer Joghurt dagegen nur vier. Wenn Sie eine Vinaigrette vorziehen, sparen Sie an der Ölmenge und nehmen Sie dafür ein qualitativ hochwertiges, geschmacksintensiveres Öl und einen besonders wertvollen Essig. Für zusätzliches Aroma sorgen schließlich noch frische Kräuter, die voller Vitalstoffe stecken.

Wer gern einen Salat als Hauptmahlzeit genießt, kann auch hier ganz einfach Fett einsparen, indem er für die Käsewürfel keinen vollfetten Käse verwendet, sondern auf magere Käsesorten mit höchstens 30 % Fett i.Tr. zurückgreift. Zur richtigen Light-Version wird der Salat, wenn Sie dann noch die Käse- oder Schinkenmenge halbieren oder stattdessen pochierte Geflügelbrust oder gegrillte Shrimps darüber streuen. Für Fischfans ist Thunfisch im eigenen Saft (aus der Dose) eine köstliche und dabei kalorienarme Variante.

KALORIEN UND FETTE

Salate und Rohkostgerichte	kcal/ Portion	Fett (g)/ Portion
• 1 Portion Feldsalat mit 1 EL ausgelassenem Schinkenspeck	100	10
• 1 Portion Chicorée-Orangen-Salat mit Geflügel	200	7
• 1 Portion Geflügelsalat mit Spargel und leichtem Mayonnaise-Dressing	250	9
• 1 Portion Kartoffelsalat mit Mayonnaise und 1 hart gekochten Ei	250	10
• 1 Portion Salade Niçoise mit 30 g Thunfisch im eigenen Saft	250	15
• 1 Portion gemischter Blattsalat mit 100 g Putenbrust	300	20
• 1 Portion Griechischer Bauernsalat mit 20 g Feta (40 % Fett i.Tr.)	300	26
• 1 Portion Tomaten mit 75 g Mozzarella und Basilikum	350	30
• 1 Portion Schweizer Wurstsalat mit 50 g Emmentaler (45 % Fett i.Tr.) und 80 g Fleischwurst	500	47

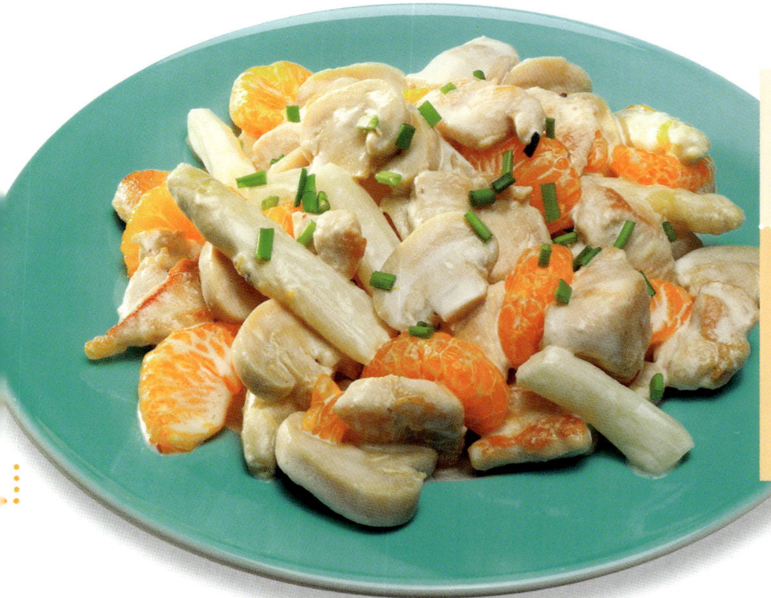

1 Portion Geflügelsalat mit leichtem Mayonnaise-Dressing

9,0 g Fett (gesamt)
3,0 g MUF
28,0 g Eiweiß
12,0 g Kohlenhydrate (gesamt)
66 mg Cholesterin

250 kcal

=

1/2 Portion Schweizer Wurstsalat

23,5 g Fett (gesamt)
4,6 g MUF
12,0 g Eiweiß
2,0 g Kohlenhydrate (gesamt)
61 mg Cholesterin

250 kcal

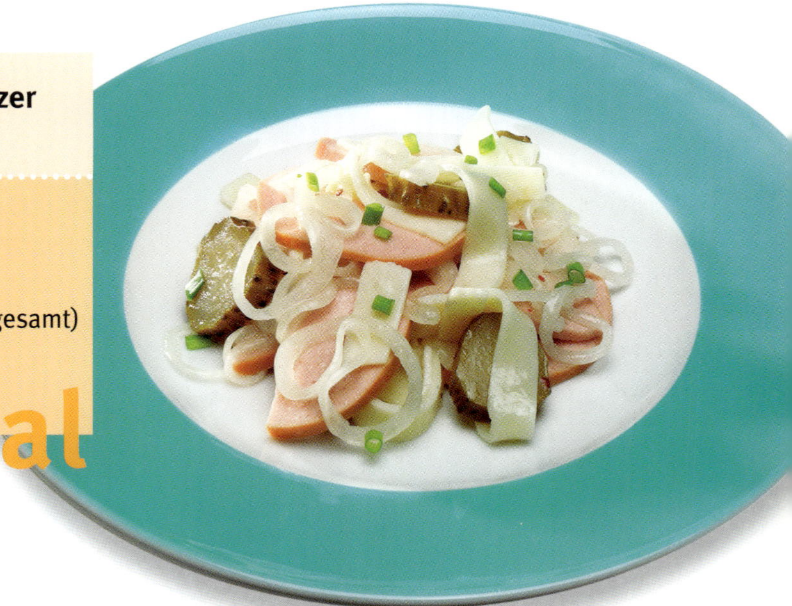

200 kcal

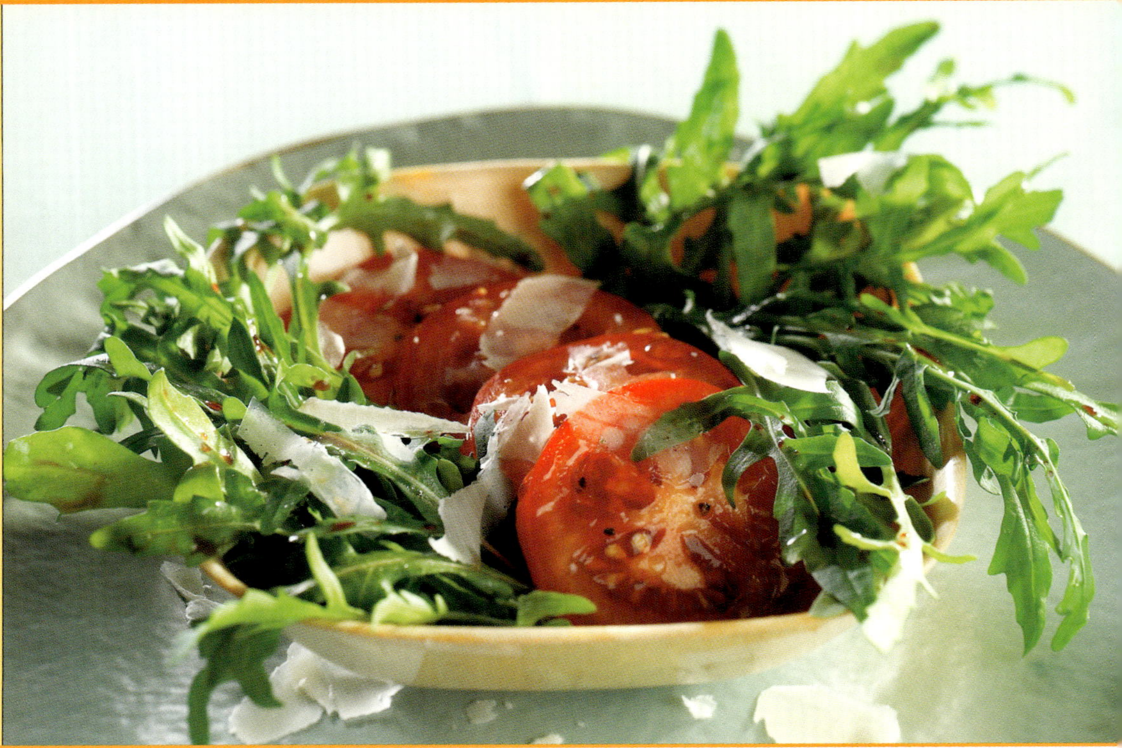

Rucola-Tomaten-Salat mit Parmesan

> **ZUTATEN:**

100 g Rucola
2 große Tomaten
2 EL Olivenöl
1 EL Aceto Balsamico
1 Knoblauchzehe
Salz, schwarzer Pfeffer
40 g Parmesan am Stück (37 % Fett i.Tr.)

Zubereitung: 15 Minuten

Pro Portion etwa:

kcal	Fett	Eiweiß	Kohlenhydrate
200	16 g	9 g	4 g

1| Den Rucola verlesen, von den harten Stielen befreien, waschen und trockenschleudern. Die Tomaten waschen, vom Strunk befreien und in dünne Scheiben schneiden. Rucola und Tomaten dekorativ auf Tellern anrichten.

2| Das Öl mit dem Balsamico verrühren. Den Knoblauch schälen und dazupressen und das Dressing mit Salz und Pfeffer würzen. Über den Salat träufeln. Den Parmesan in Spänen über den Salat hobeln und sofort servieren.

> **INFO**

Rucola, auch Rauke genannt, enthält Senföle und Bitterstoffe, die harntreibend und verdauungsfördernd wirken. Bei Menschen mit empfindlichem Verdauungstrakt kann Rucola sogar leicht abführend wirken.

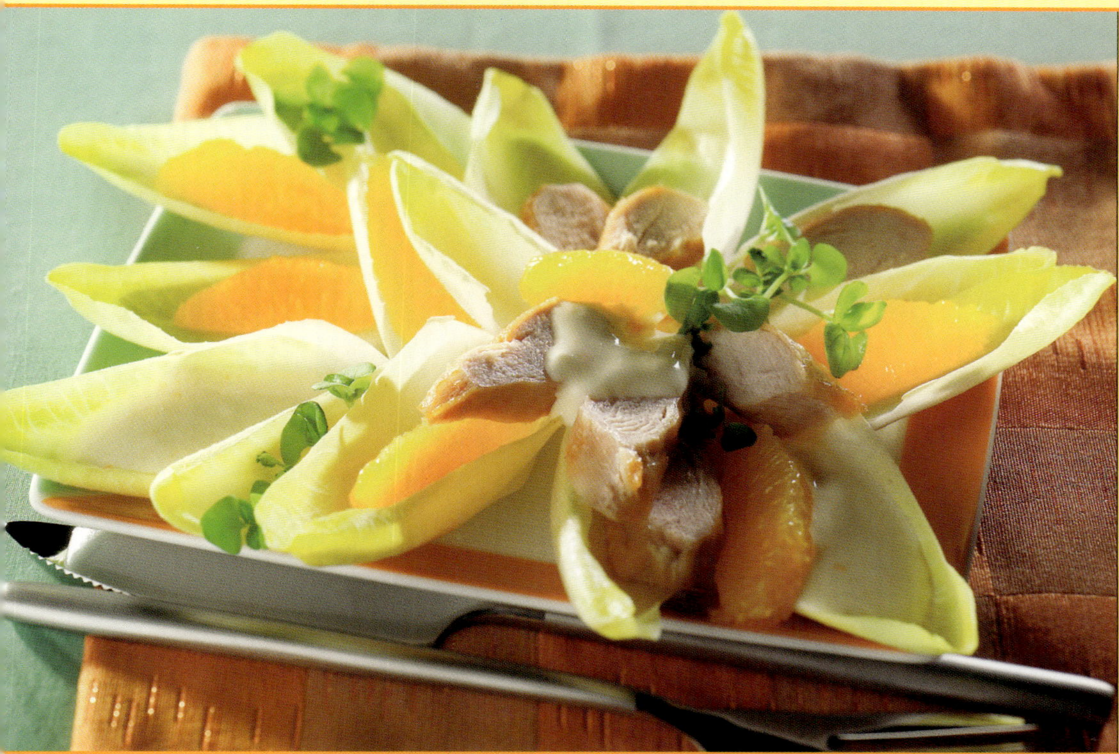

200 kcal

Chicorée-Orangen-Salat mit Geflügel

> **ZUTATEN:**

150 g Hähnchenbrustfilet
Salz, schwarzer Pfeffer
1 Msp. Chiliflocken
1 EL Butter
3 Stauden Chicorée (ca. 400 g)
1 unbehandelte Orange
150 g fettarmer Joghurt (1,5 % Fett)
je 1 Prise Salz und Zucker
1 Hand voll Kresse

Zubereitung: 20 Minuten

1| Das Filet trockentupfen und mit Salz, Pfeffer und Chiliflocken würzen. Die Butter in einer beschichteten Pfanne erhitzen und das Filet darin auf jeder Seite 5 Minuten braten. In Folie gewickelt kurz ruhen lassen.

2| Den Chicorée waschen, putzen und den harten Strunk keilförmig herausschneiden. Die einzelnen Blätter ablösen. Die Orange heiß waschen und etwas Schale fein abreiben. So schälen, dass die weiße Innenhaut komplett entfernt ist, und die Filets zwischen den Trennhäuten herausschneiden, den Saft auffangen. Die Orangenfilets mit dem Chicorée auf Tellern anrichten.

3| Den Joghurt mit dem Orangensaft verrühren, nach Belieben noch etwas frischen Saft hinzufügen. Die abgeriebene Orangenschale und je 1 Prise Salz und Zucker unterrühren und den Salat damit beträufeln.

4| Die Hähnchenbrust aus der Folie nehmen und in mundgerechte Scheiben schneiden. Auf den Salaten anrichten und mit der Kresse bestreut servieren.

> **TIPP**

Chicorée schmeckt übrigens umso bitterer, je mehr seine Blätter ins Grüne verfärbt sind!

Pro Portion etwa:

kcal	Fett	Eiweiß	Kohlenhydrate
200	7 g	24 g	14 g

200 kcal

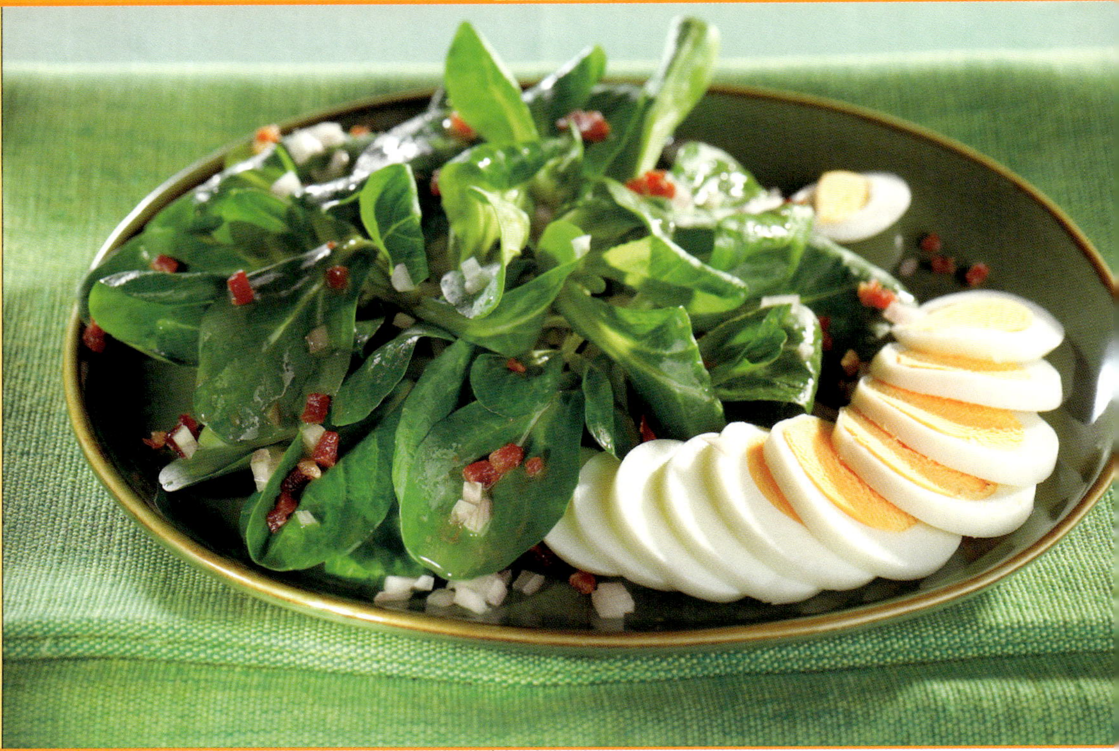

Feldsalat mit Speck und Eiern

> ZUTATEN:

200 g Feldsalat
1 Schalotte
2 EL Distelöl
1 EL Rotweinessig
Salz, weißer Pfeffer
50 g Schinkenspeck
2 hart gekochte Eier (Größe S)

Zubereitung: 20 Minuten

Pro Portion etwa:

kcal	Fett	Eiweiß	Kohlenhydrate
200	18 g	14 g	1 g

1| Den Feldsalat verlesen, waschen und gründlich trockenschleudern. Die Schalotte schälen und fein würfeln. Unter den Feldsalat mischen und auf Tellern verteilen.

2| Öl und Essig verrühren und mit Salz und Pfeffer kräftig würzen. Den Schinkenspeck in kleine Würfel schneiden und in einer beschichteten Pfanne ohne weitere Fettzugabe knusprig ausbraten.

3| Den Salat mit dem Dressing beträufeln und mit den Speckwürfeln bestreuen. Die Eier schälen, in Scheiben schneiden und auf dem Salat anrichten.

> INFO

Feldsalat ist ein echter Gesundmacher, den schon unsere Großeltern schätzten: Er stärkt das Immunsystem, hilft Haut und Schleimhäuten sich zu erneuern und wirkt durch ein baldrianähnliches Öl auch noch beruhigend auf den Magen und auf die Seele.

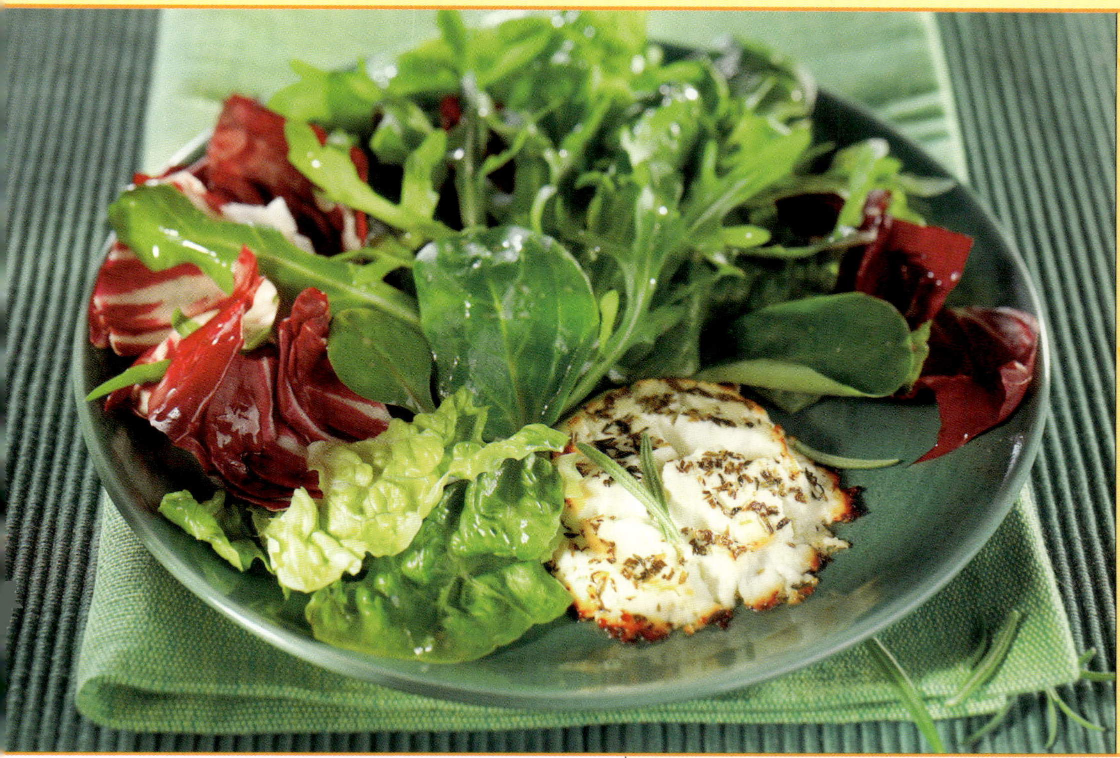

300 kcal

Blattsalate mit gratiniertem Ziegenkäse

> **ZUTATEN:**

100 g Ziegenfrischkäse (45 % Fett i. Tr.)
1 EL Olivenöl
2 EL Thymianblättchen
einige Rosmarinnadeln, 1 Bund Rucola
200 g gemischter Blattsalat
2 EL Olivenöl
1 EL Rotweinessig
Salz, schwarzer Pfeffer

Zubereitung: 15 Minuten
Marinierzeit: 12 Stunden

1| Den Ziegenkäse mit dem Öl beträufeln. Mit den Kräutern bestreuen und über Nacht ziehen lassen.

2| Den Grill auf mittlerer Stufe vorheizen. Rucola und Salat verlesen, waschen, trockenschleudern und beides locker vermischen. Auf Tellern verteilen. Für das Dressing das Öl mit dem Essig verrühren, kräftig salzen und pfeffern und über den Salat träufeln.

3| Den Ziegenkäse in eine flache feuerfeste Form legen und unter dem Grill überbacken, bis er goldgelb ist. Den Ziegenkäse auf die Salate setzen und sofort servieren.

> **INFO**

Ziegenkäse bildet eine spezielle Käsegruppe, die durch ihre fast unendliche Vielfalt glänzt. Noch heute werden die meisten Ziegenkäse in kleinen Handwerksbetrieben und auf Bauernhöfen hergestellt.

Pro Portion etwa:

kcal	Fett	Eiweiß	Kohlenhydrate
300	26 g	13 g	2 g

300 kcal

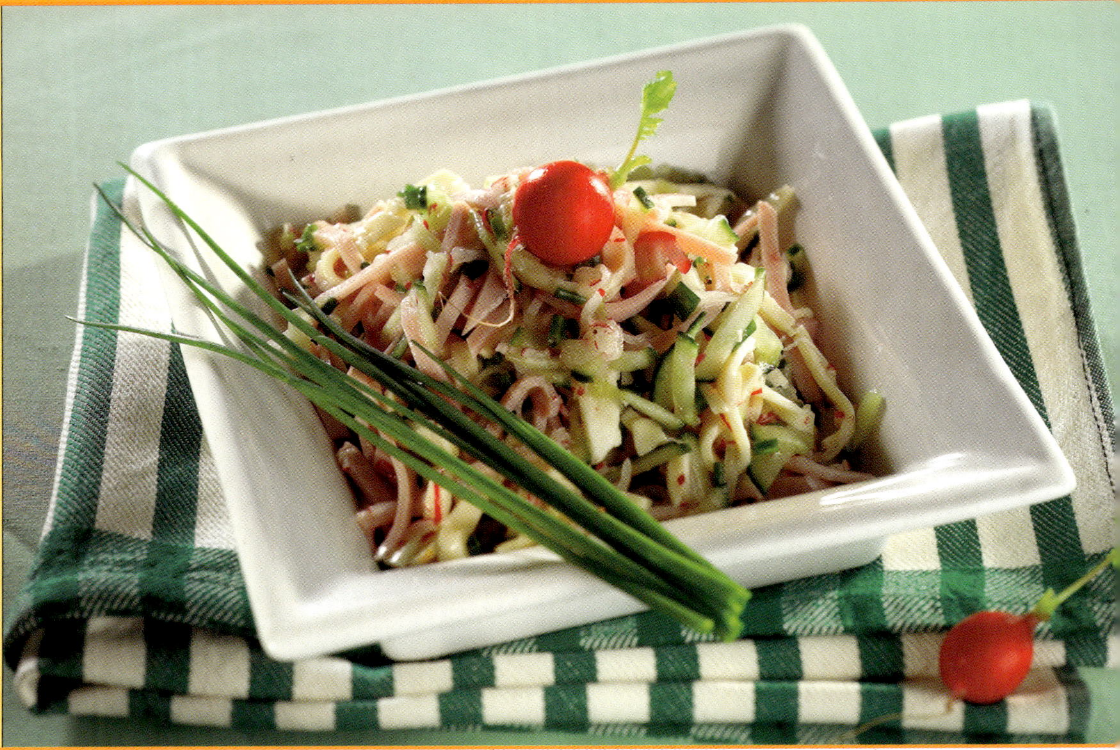

Käse-Wurst-Salat

> **ZUTATEN:**

100 g Butterkäse in dünnen Scheiben (30 % Fett i.Tr.)
100 g Kochschinken in dünnen Scheiben
1/2 Salatgurke
1 Bund Radieschen
2 EL Distelöl
1 EL Rotweinessig
1 Msp. Senf
Salz, schwarzer Pfeffer
1 EL Schnittlauchröllchen

Zubereitung: 15 Minuten

Pro Portion etwa:

kcal	Fett	Eiweiß	Kohlenhydrate
300	20 g	26 g	3 g

1| Den Käse und den Schinken in feine Streifen schneiden. Die Gurke waschen. Zuerst in Scheiben, dann in Streifen schneiden. Die Radieschen putzen, waschen und ebenfalls in Streifen schneiden.

2| Käse, Schinken, Gurke und Radieschen in einer Schüssel mischen. Aus Öl, Essig und Senf ein Dressing rühren und mit Salz und Pfeffer würzen. Über den Salat gießen und kurz ziehen lassen. Mit den Schnittlauchröllchen bestreuen und servieren.

> **INFO**

Radieschen enthalten schwefelhaltige Senföle, die unter anderem für den Geruch und den scharfen Geschmack verantwortlich sind. Sie wirken antibakteriell. Wer 2- bis 3-mal pro Woche 6 Radieschen knabbert, stärkt damit bereits seine Darmflora.

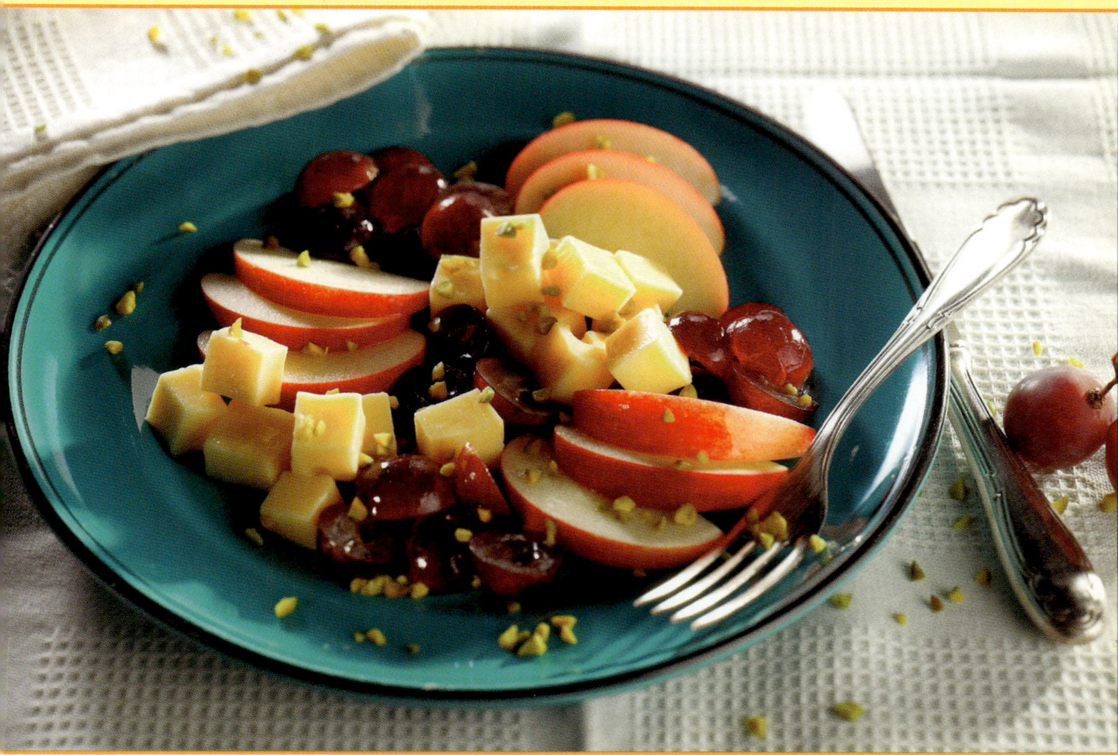

300 kcal

Käsesalat mit Früchten

> **ZUTATEN:**

100 g Edamer am Stück (30 % Fett i. Tr.)
1 säuerlicher Apfel
1 TL Zitronensaft
125 g kernlose rote Weintrauben
Für das Dressing:
1 EL Walnussöl, 1 EL Zitronensaft
1 Prise Zucker, 1 Prise gemahlener Zimt
1 EL fein gehackte Pistazien

Zubereitung: 15 Minuten

1| Den Käse würfeln. Den Apfel waschen, vierteln, entkernen und in feine Spalten schneiden. Mit dem Zitronensaft beträufeln. Die Weintrauben waschen, von den Stielen zupfen und halbieren. Die Früchte auf Tellern anrichten und die Käsewürfel darauf verteilen.

2| Aus Öl, Zitronensaft, Zucker und Zimt ein Dressing rühren und die Früchte-Käse-Mischung damit beträufeln. Mit den Pistazien bestreuen und servieren.

> **INFO**

Weintrauben enthalten besonders viel Kalium, das entwässernd wirkt. Nicht umsonst schwören Gesundheitsbewusste im Herbst auf die Traubenkur zum Entschlacken. Der in Trauben enthaltene Fruchtzucker beeinflusst außerdem den Blutzuckerspiegel positiv und vertreibt damit Müdigkeit und Konzentrationprobleme. Blaue Trauben fördern darüber hinaus mit ihrem Farbstoff Anthocyan die Durchblutung. Weiteren sekundären Pflanzeninhaltsstoffen wie Phenolen und Flavonoiden werden schützende Wirkungen gegen Herz-Kreislauf-Erkrankungen nachgesagt.

Pro Portion etwa:

kcal	Fett	Eiweiß	Kohlenhydrate
300	16 g	15 g	20 g

Auf die Zubereitung kommt es an

Knuspriger Schweinebraten mit Klößen und Sauce, Cordon bleu mit Pommes frites – Gerichte, die vielen schon beim Lesen das Wasser im Munde zusammenlaufen lassen. Doch genau die Vorliebe für diese »Leibgerichte« ist eine der Ursachen, dass über die Hälfte der Deutschen übergewichtig ist. Dabei ist es nicht so sehr das Fleisch, sondern vor allem die Art der Zubereitung sowie die üppigen Beilagen, die mit reichlich Kalorien zu Buche schlagen. Und genau das ließe sich relativ einfach vermeiden.
Generell gilt: Ein »natur« gebratenes Schnitzel mit Salzkartoffeln und einem gemischten Salat mit Joghurtdressing enthält wesentlich weniger Fett und Kalorien als beispielsweise ein paniertes Schnitzel mit Bratkartoffeln und Speckbohnen. Deshalb sollten Sie sich, wenn Sie abnehmen möchten, von Zubereitungsarten wie Panieren und Frittieren ebenso verabschieden wie von fettreichen Beilagen wie Bratkartoffeln oder Sahnesauce. Reduzieren Sie die Fleischportionen und essen Sie dafür mehr Gemüse und Salat. Ziehen Sie weißes, mageres Fleisch wie Kalbfleisch und Geflügel dunklen, fettreichen Fleischsorten vor. Achten Sie aber auch hier auf versteckte Fette und Kalorien: Ein gefülltes Brathähnchen mit Sauce ist trotz des weißen Fleisches kein Diätessen, während Sie mit gegrillter Hähnchen- oder Putenbrust immer richtig liegen!
Es ist also weniger der Fleischgenuss, der dick macht, sondern vielmehr die Zubereitung. Wenn es Ihnen gelingt, hier für Neues offen zu sein, purzeln bald die Pfunde.

KALORIEN UND FETTE

Fleischgerichte	kcal/ Portion	Fett (g)/ Portion
• 1 Hähnchenbrust (150 g) mit Mozzarella und 40 g Reis	400	9
• 1 Portion Gulasch (250 g) mit 45 g Bandnudeln	400	11
• 1 Schweineschnitzel (200 g), natur gebraten, mit 2 Salzkartoffeln	400	12
• 1 Filetsteak vom Rind (150 g) mit 1 Folienkartoffel	400	16
• 1 paniertes Putenschnitzel (150 g) mit 150 g Pommes frites	500	20
• 1 Scheibe Rinderschmorbraten (150 g) mit Sauce und 2 Salzkartoffeln	500	22
• 1 gebratene Hähnchenkeule (250 g) mit 1 Portion Kartoffelsalat (mit Mayonnaise)	600	31
• 1 Portion gefüllte Gans mit Sauce und 2 Kartoffelknödeln	600	32
• 1 Cordon bleu vom Kalb (150 g) mit 150 g Pommes frites	700	38
• 1 Scheibe Hackbraten halb und halb (150 g) mit 1 Portion Kartoffelpüree und Sauce	800	43

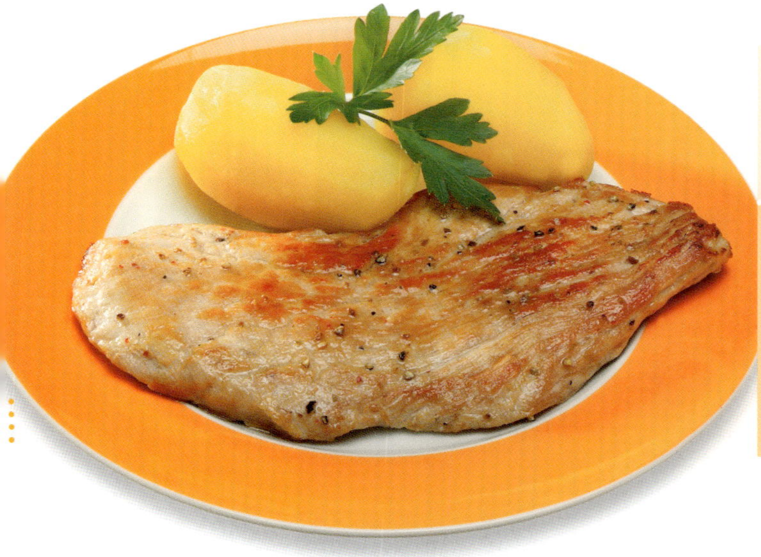

1 Schweineschnitzel, natur gebraten, mit Salzkartoffeln

12,2 g Fett (gesamt)
0,5 g MUF
47,4 g Eiweiß
22,2 g Kohlenhydrate (gesamt)
164 mg Cholesterin

400 kcal

=

1/2 Portion Hackbraten mit Kartoffelpüree und Sauce

24,0 g Fett (gesamt)
1,6 g MUF
27,5 g Eiweiß
20,0 g Kohlenhydrate (gesamt)
127 mg Cholesterin

400 kcal

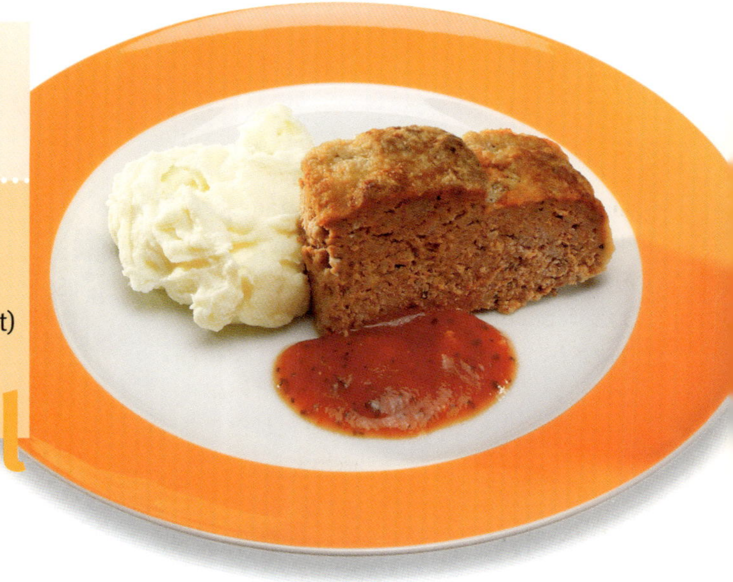

200 kcal

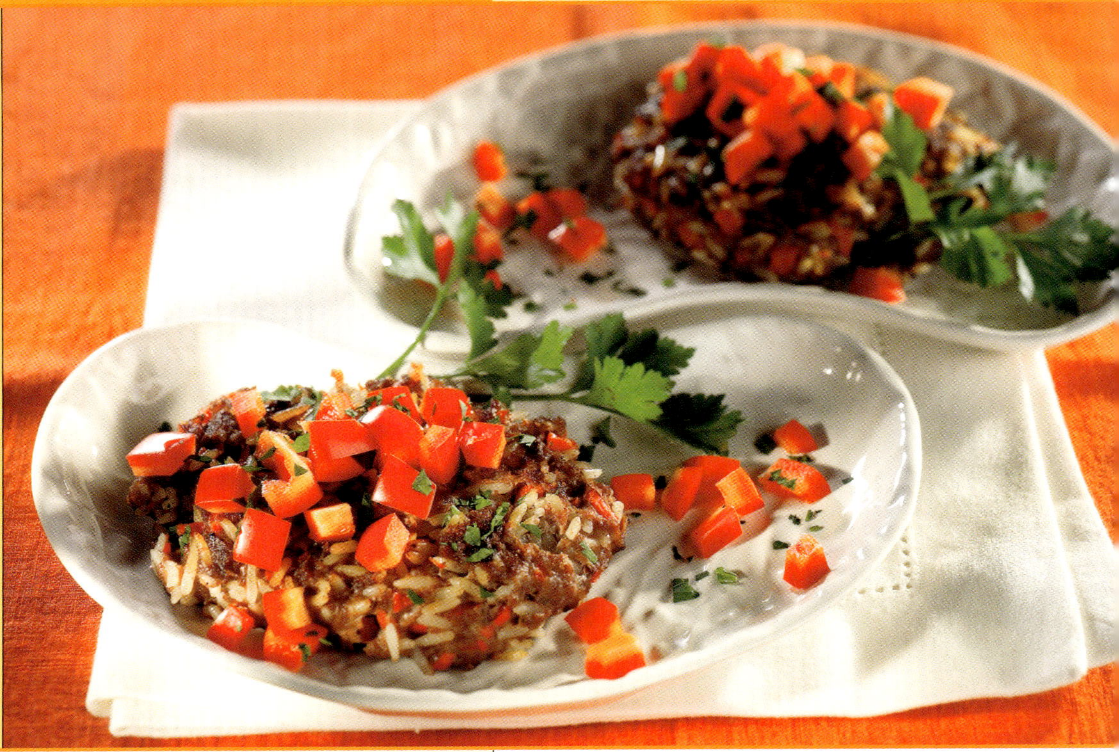

Tatar-Hacksteaks mit Reis

> **ZUTATEN:**

1 rote Paprikaschote
150 g Tatar
100 g gegarter Langkornreis
(parboiled, roh 35 g)
Salz, schwarzer Pfeffer
edelsüßes Paprikapulver
1 EL Sonnenblumenöl
1 EL fein gehackte Petersilie

Zubereitung: 20 Minuten

Pro Portion etwa:

kcal	Fett	Eiweiß	Kohlenhydrate
200	8 g	18 g	15 g

1| Die Paprikaschote halbieren, von Samen und Scheidewänden befreien, waschen und fein würfeln. Das Tatar mit der Hälfte der Paprikawürfel und dem Reis vermischen. Mit Salz, Pfeffer und Paprikapulver würzen. Aus dem Fleischteig 2 flache Hacksteaks formen.

2| Das Öl in einer beschichteten Pfanne erhitzen. Die Hacksteaks pro Seite etwa 5 Minuten darin braten. Mit etwas Petersilie bestreuen und mit den restlichen Paprikawürfeln anrichten. Schmeckt heiß und kalt.

> **INFO**

Bei Tatar handelt es sich um fein gehacktes, nahezu fettfreies Muskelfleisch. Deshalb liefert es pro 100 g auch nur 116 Kalorien und wenig Cholesterin.

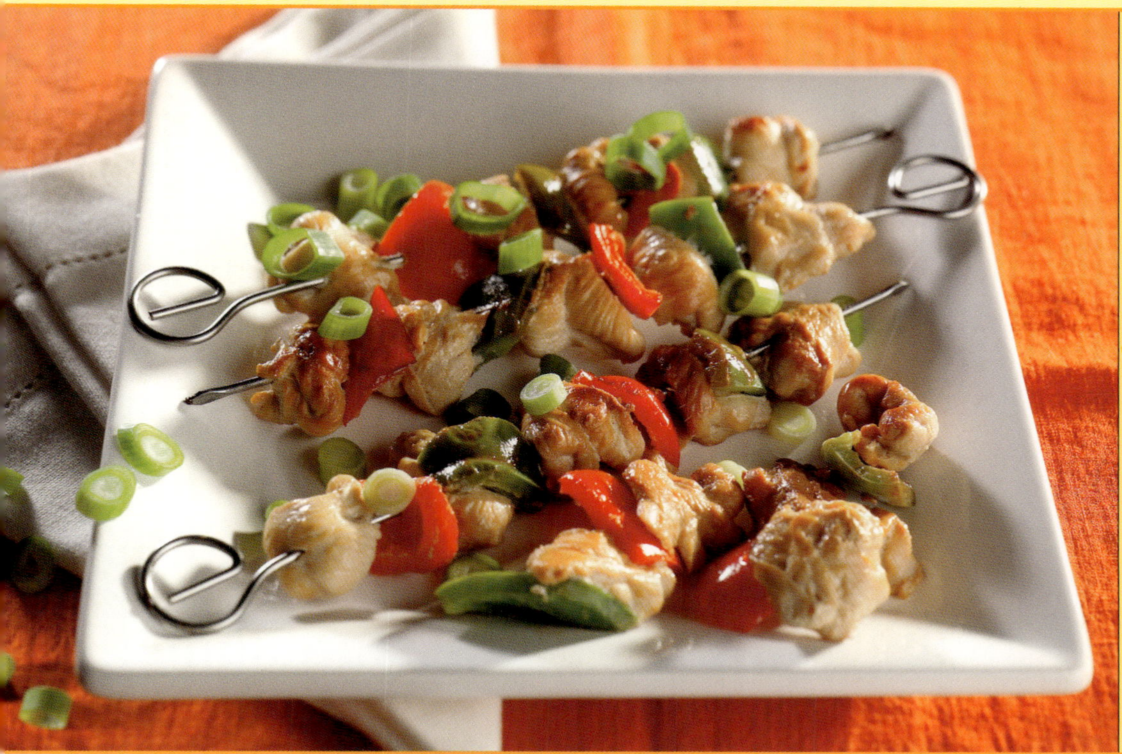

1| Das Filet trockentupfen und zwischen Frischhaltefolie flach klopfen. Quer zur Faser in Streifen schneiden. Die Chili halbieren, von Samen und Scheidewänden befreien, waschen und fein hacken. Mit Sojasauce, Zitronensaft und Sesamöl verrühren und das Fleisch damit übergießen. Zugedeckt 30 Minuten ziehen lassen.

2| Den Grill auf mittlere Stufe vorheizen. Die Paprika halbieren, von Samen und Scheidewänden befreien, waschen und mundgerecht würfeln. Die Frühlingszwiebel putzen, waschen und in Röllchen schneiden.

3| Das Fleisch aus der Marinade nehmen und abtropfen lassen. Abwechselnd Fleischstreifen und Paprikawürfel auf die Spieße ziehen, dabei die Fleischstreifen wellenförmig aufspießen. Die Paprika mit dem Öl bepinseln. Unter dem vorgeheizten Grill rundum je 2 bis 3 Minuten bräunen. Mit Zwiebelröllchen bestreut servieren.

> VARIANTE

Wem die Chili zu scharf ist, ersetzt sie durch 1 Knoblauchzehe, die zur Marinade gepresst wird.

Marinierte Geflügelspieße mit Paprika

> ZUTATEN:

300 g Hähnchenbrustfilet
1 rote Chilischote
3 EL helle Sojasauce
1 EL Zitronensaft, 1 EL Sesamöl
je 1 kleine rote und grüne Paprikaschote
1 Frühlingszwiebel
1 EL Sonnenblumenöl
8 Holz- oder Metallspieße

Zubereitung: 50 Minuten
Marinerzeit: 30 Minuten

Pro Portion etwa:

kcal	Fett	Eiweiß	Kohlenhydrate
300	12 g	38 g	4 g

300 kcal

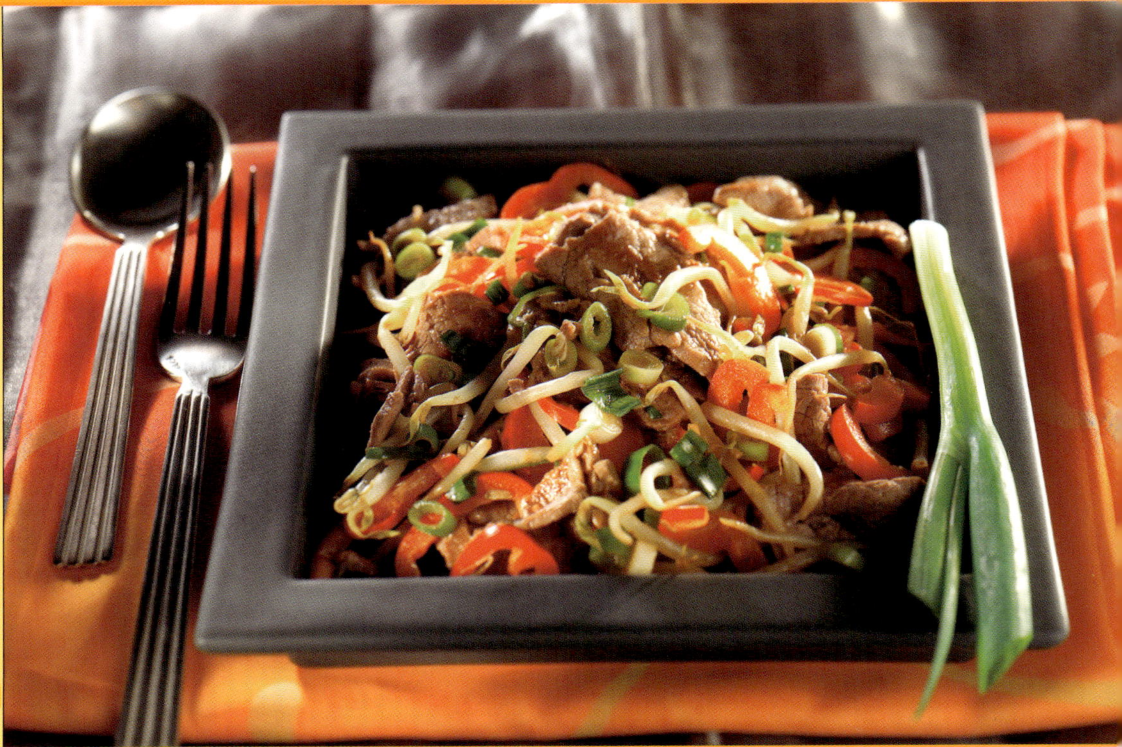

Schweinefilet auf asiatische Art

> **ZUTATEN:**

250 g Schweinefilet
1 EL Speisestärke
2 EL helle Sojasauce
2 EL Reiswein oder trockener Sherry
1 rote Paprikaschote, 1 rote Chilischote
4 Frühlingszwiebeln
125 g Sojabohnenkeimlinge
1 EL Sonnenblumenöl

Zubereitung: 45 Minuten
Marinierzeit: 30 Minuten

Pro Portion etwa:

kcal	Fett	Eiweiß	Kohlenhydrate
300	9 g	29 g	10 g

1| Das Fleisch trockentupfen und quer zur Faser in möglichst feine Scheiben schneiden. In einer flachen Form verteilen. Speisestärke, Sojasauce und Reiswein oder Sherry verrühren und über das Fleisch gießen. Zugedeckt etwa 30 Minuten ziehen lassen.

2| Inzwischen Paprika und Chili halbieren, von Samen und Scheidewänden befreien und waschen. Die Paprika in feine Streifen schneiden, die Chili fein hacken. Die Frühlingszwiebeln waschen, putzen und schräg in Röllchen schneiden. Die Keimlinge verlesen, abbrausen und gut abtropfen lassen.

3| Das Fleisch aus der Marinade nehmen und mit Küchenpapier trockentupfen. Das Öl in einer Pfanne oder im Wok erhitzen und das Fleisch darin rundum kurz anbraten. Gemüse und Marinade hinzufügen und unter Rühren etwa 5 Minuten knackig anbraten. Auf Tellern anrichten und servieren. Dazu passt Reis.

> **TIPP**

Das Schweinefilet lässt sich leichter in feine Scheiben schneiden, wenn es vorher kurz im Gefrierfach gefrostet wurde. Übrigens ist mageres Schweinefleisch nicht kalorienreicher als Geflügel- oder Putenbrust.

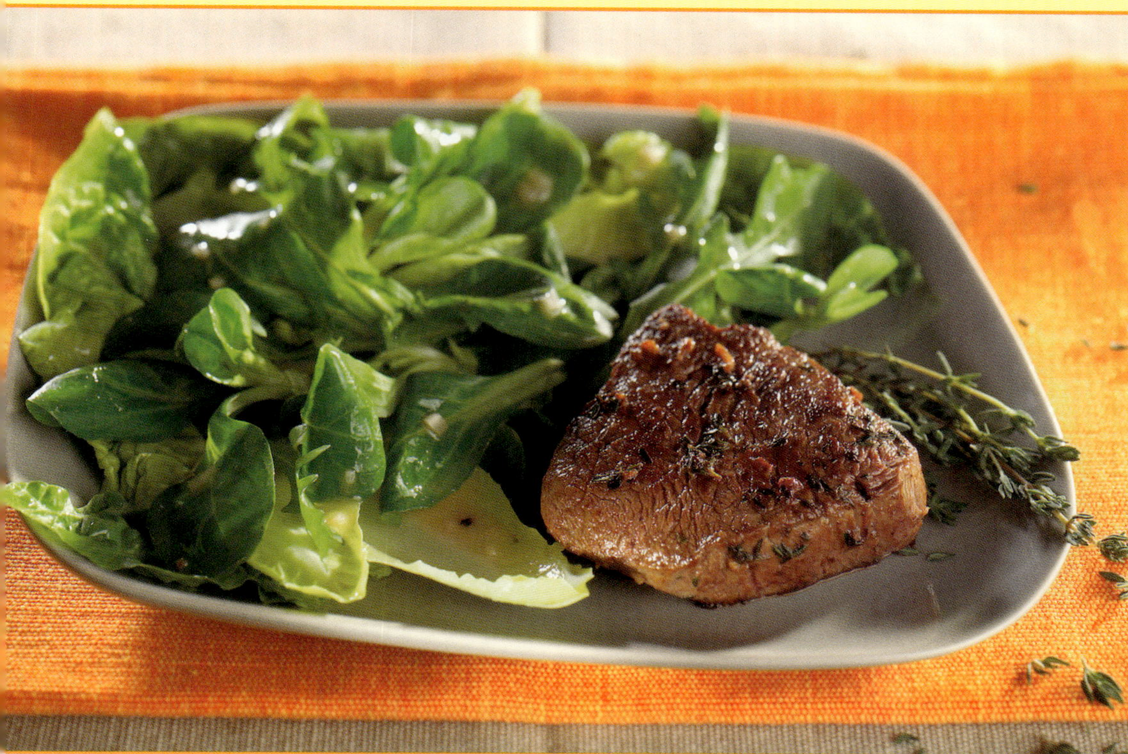

300 kcal

Steaks mit Kräuterkruste und Salat

> ZUTATEN:

2 Filetsteaks vom Rind (à 150 g)
3 TL Olivenöl
1 Knoblauchzehe
1 TL fein gehackter Thymian
Salz, schwarzer Pfeffer
125 g gemischte Blattsalate
1 EL Vinaigrette (siehe S. 102)
Alufolie

Zubereitung: 20 Minuten
Marinierzeit: 10 Minuten

1| Die Steaks mit Küchenpapier trockentupfen und in eine flache Form legen. Das Öl in ein Schälchen geben. Den Knoblauch schälen und dazupressen. Den Thymian unterrühren und die Kräutermarinade mit Salz und Pfeffer kräftig würzen.

2| Die Steaks damit beträufeln und darin wenden. Zugedeckt etwa 10 Minuten ziehen lassen. Inzwischen den Backofengrill auf mittlere Stufe vorheizen.

3| Ein Grillblech mit Alufolie belegen. Die Steaks aus der Marinade nehmen, darauf legen und unter dem vorgeheizten Grill pro Seite 3 bis 5 Minuten braten.

4| Den Salat waschen, trockenschleudern, als Garnitur auf Tellern anrichten und mit der Vinaigrette beträufeln. Die Steaks daneben anrichten und sofort servieren.

> INFO

Rinderfilet enthält unter anderem in größeren Mengen Vitamin B_6, das gut ist für das Nervensystem, die Immunabwehr und die Bildung des roten Blutfarbstoffs.

Pro Portion etwa:

kcal	Fett	Eiweiß	Kohlenhydrate
300	19 g	32 g	1 g

400 kcal

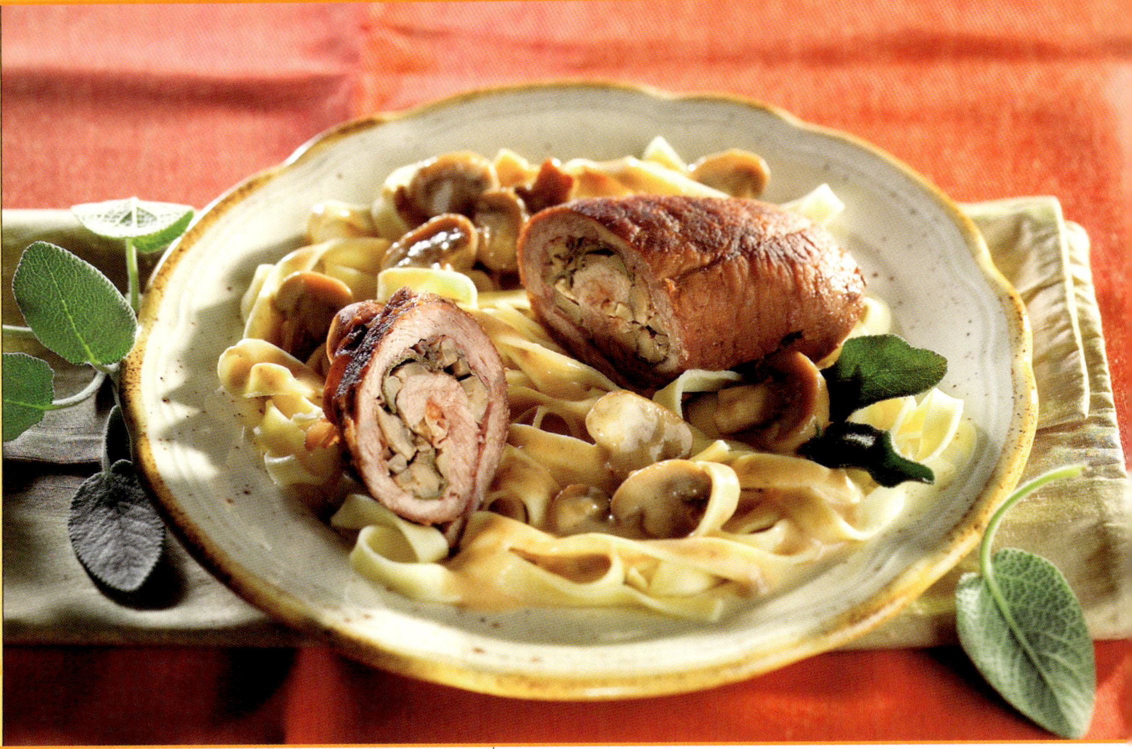

Kalbsrouladen mit Salbei und Bandnudeln

> ZUTATEN:

200 g Champignons oder Egerlinge
2 Kalbsschnitzel (à 125 g)
2 Scheiben Parmaschinken
10 Salbeiblätter
Salz, schwarzer Pfeffer
1 TL Olivenöl, 5 g Butter
50 ml trockener Weißwein
100 g Bandnudeln, 2 EL Sahne
Zahnstocher

Zubereitung: 45 Minuten

Pro Portion etwa:

kcal	Fett	Eiweiß	Kohlenhydrate
400	12 g	29 g	39 g

1| Die Pilze mit Küchenpapier abreiben und putzen. Eine Hälfte halbieren, die andere fein hacken. Die Schnitzel flach klopfen oder drücken und mit je 1 Scheibe Parmaschinken und 3 Salbeiblättern belegen. Mit den gehackten Pilzen bestreuen. Die Schnitzel zu Rouladen aufrollen, salzen, pfeffern und mit Zahnstochern fixieren.

2| Öl und Butter erhitzen und die restlichen Salbeiblätter bei mittlerer Hitze darin schwenken. Die Rouladen zufügen und rundum 5 Minuten anbraten. Die Pilzhälften zufügen und 5 Minuten mitbraten. Wein und 2 EL Wasser zugießen und die Rouladen zugedeckt etwa 30 Minuten schmoren. Bei Bedarf noch etwas Wasser nachgießen.

3| Inzwischen die Nudeln nach Packungsanleitung in reichlich Salzwasser bissfest garen. Abgießen und gut abtropfen lassen. Die Rouladen herausheben und warm halten. Die Sahne unter den Bratensaft rühren und die Sauce abschmecken. Die Rouladen mit der Sauce und den Nudeln auf Tellern anrichten und servieren.

> TIPP

Schnitzel lassen sich besonders leicht flach drücken, wenn man sie zwischen zwei Stücke Frischhaltefolie legt und mit dem Teigausroller darüber rollt.

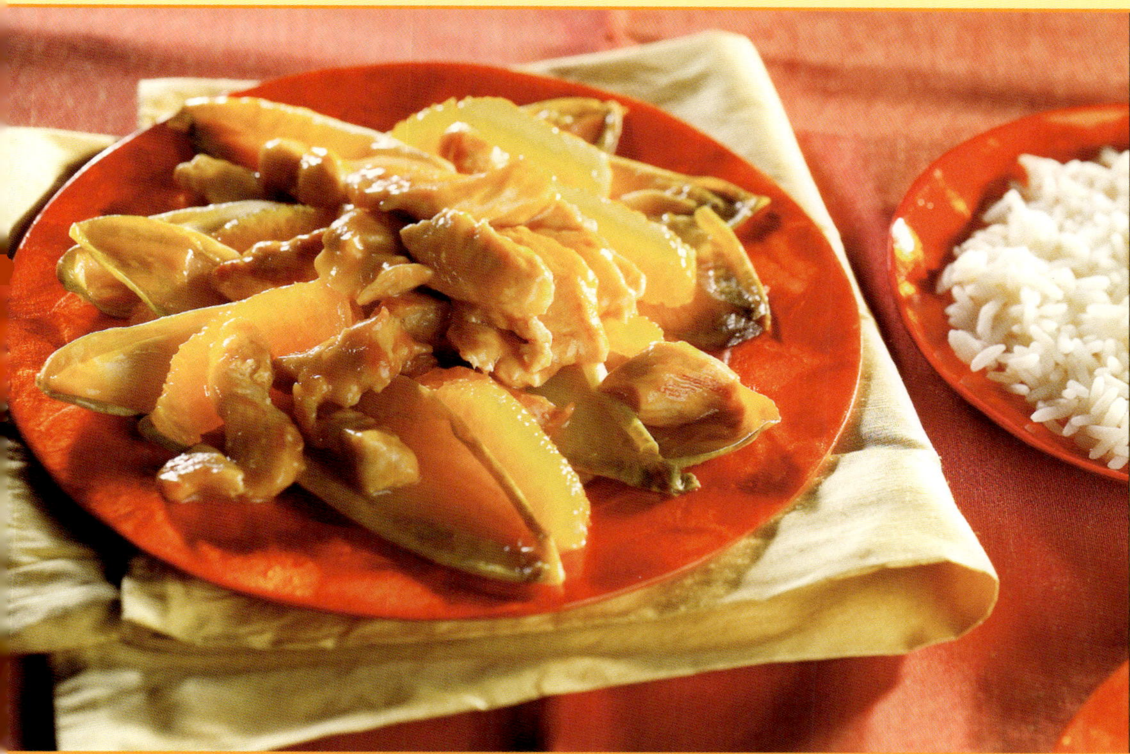

Puten-Orangen-Geschnetzeltes

> **ZUTATEN:**

250 g Putenbrustfilet
2 Stauden Chicorée
1 große Orange
100 g 8-Minuten-Langkornreis (parboiled)
Salz
100 ml frisch gepresster Orangensaft
schwarzer Pfeffer

Zubereitung: 20 Minuten

1| Die Putenbrust mit Küchenpapier trockentupfen und quer zur Faser in feine Streifen schneiden. Den Chicorée putzen, dabei den Strunk keilförmig herausschneiden, Blätter waschen und quer in 2 cm breite Streifen schneiden. Die Orange mit einem scharfen Messer so schälen, dass dabei die weiße Haut mitentfernt wird. Die Filets zwischen den Trennhäuten herausschneiden.

2| Den Reis nach Packungsanleitung in reichlich Salzwasser bissfest garen. Eine beschichtete Pfanne erhitzen und die Putenbrust darin rundum kurz anbraten, bis sich die Fleischporen geschlossen haben. Dann den Orangensaft, den Chicorée und die Orangenfilets zugeben. Bei geringer Hitze etwa 5 Minuten garen. Salzen, pfeffern und mit dem Reis auf Tellern anrichten.

> **INFO**

Chicorée ist besonders kalorienarm und lässt sich auch sehr gut mit Orangenfilets als Salat zubereiten.
Für einen 100-kcal-Salat 300 g Chicorée mit den Filets von 1 Orange und 1/2 Portion Joghurt-Dressing vermischen (siehe S. 103, Variante). Schmeckt prima zu gegrillter Hähnchenbrust oder zu pochiertem Fisch!

Pro Portion etwa:

kcal	Fett	Eiweiß	Kohlenhydrate
400	2 g	37 g	57 g

Genuss mit wenig Fett und Kalorien

Fisch und Meeresfrüchte sind, bis auf wenige Ausnahmen, äußerst kalorienarm. Ihr Fett bekommen sie im wahrsten Sinne des Wortes erst bei der Zubereitung und durch üppige Beilagen und Saucen ab. Verzichten Sie deshalb auf Panaden und das Ausbacken in Butter oder Öl. Fisch ist überraschend kalorienarm, wenn Sie ihn dünsten oder im Kräutersud pochieren. Außerdem kommt durch diese Art der Zubereitung sein zarter Geschmack viel besser zur Geltung. Ganze Fische lassen sich unkompliziert und köstlich im Folienschlauch oder in Alufolie garen. Doch Vorsicht: Eine Forelle blau, die nach dem Garen mit reichlich zerlassener Butter begossen wird, steht in puncto Fett- und Kaloriengehalt einer Forelle, die in Mehl gewendet und anschließend in Mandelbutter gebraten wurde, kaum nach. Achten Sie also genau darauf, wie Sie Ihren Fisch nach dem Garen »verfeinern«! Übrigens sind die meisten geräucherten Fische wie Lachs oder Aal sehr fetthaltig. Das liegt aber nicht etwa am Räuchern, sondern daran, dass sich vor allem fette Fische zum Räuchern eignen. Meeresfrüchte wie Muscheln oder Garnelen sind von Natur aus fettarm. Wenn Gerichte mit Meeresfrüchten kalorienmäßig dann doch über die Stränge schlagen, liegt das fast immer an den dazu gereichten Saucen oder dem Knoblauchöl, in dem die Garnelen gebraten werden. Auch wichtig: Einige Scheiben Baguette zu gegrillten Scampi sind natürlich kein Problem, doch auch hier bitte nicht zu oft in den Brotkorb greifen.

KALORIEN UND FETTE

Gerichte mit Fisch und Meeresfrüchten	kcal/ Portion	Fett (g)/ Portion
• 1 Portion gedünstetes Kabeljaufilet (200 g) mit 2 Salzkartoffeln	300	4
• 1 gebratene Scholle (küchenfertig, 300 g) mit Speck und 2 Salzkartoffeln	350	9
• 1 Forelle Müllerin (200 g) mit 2 Petersilienkartoffeln	350	12
• 1 Portion Muscheln (200 g Muschelfleisch) in Weinsud mit 3 Scheiben Vollkorn-Baguette	400	13
• 2 Schollenfilets (150 g) in der Folie mit Kartoffeln	400	16
• 1 Fischfilet (200 g) in Weinsauce mit 2 Salzkartoffeln	500	19
• 1 ausgebackenes Fischfilet (150 g) mit 1 Portion Kartoffelsalat mit Mayonnaise	550	25
• 5 gebratene Fischstäbchen (150 g) mit 150 g Pommes frites	600	32
• 1 gebratenes Lachssteak (200 g) mit 2 Salzkartoffeln	600	38

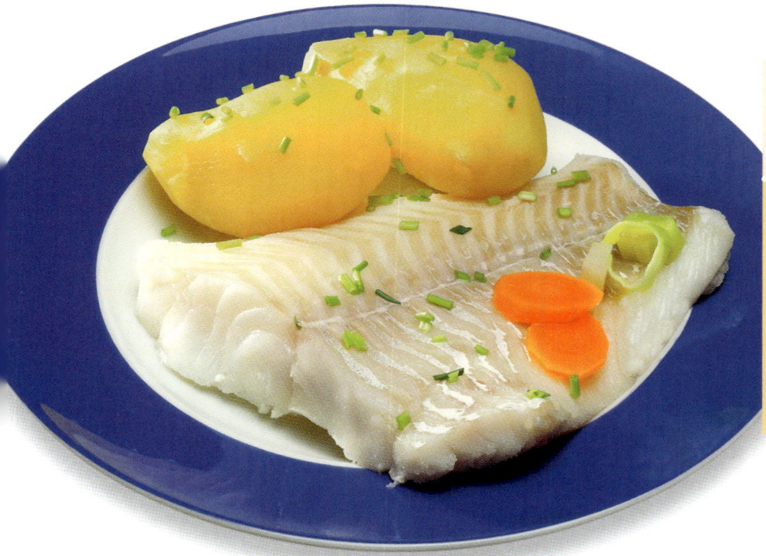

1 Portion Kabeljaufilet mit Kartoffeln

5,0 g Fett (gesamt)
1,0 g MUF
39,0 g Eiweiß
43,0 g Kohlenhydrate (gesamt)
68 mg Cholesterin

300 kcal

=

2 1/2 Fischstäbchen mit Pommes frites

16,1 g Fett (gesamt)
6,3 g MUF
12,5 g Eiweiß
28,5 g Kohlenhydrate (gesamt)
19 mg Cholesterin

300 kcal

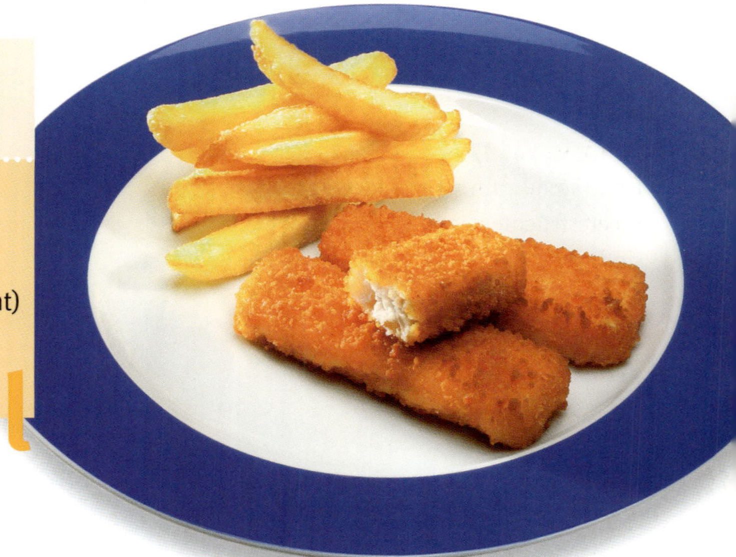

300 kcal

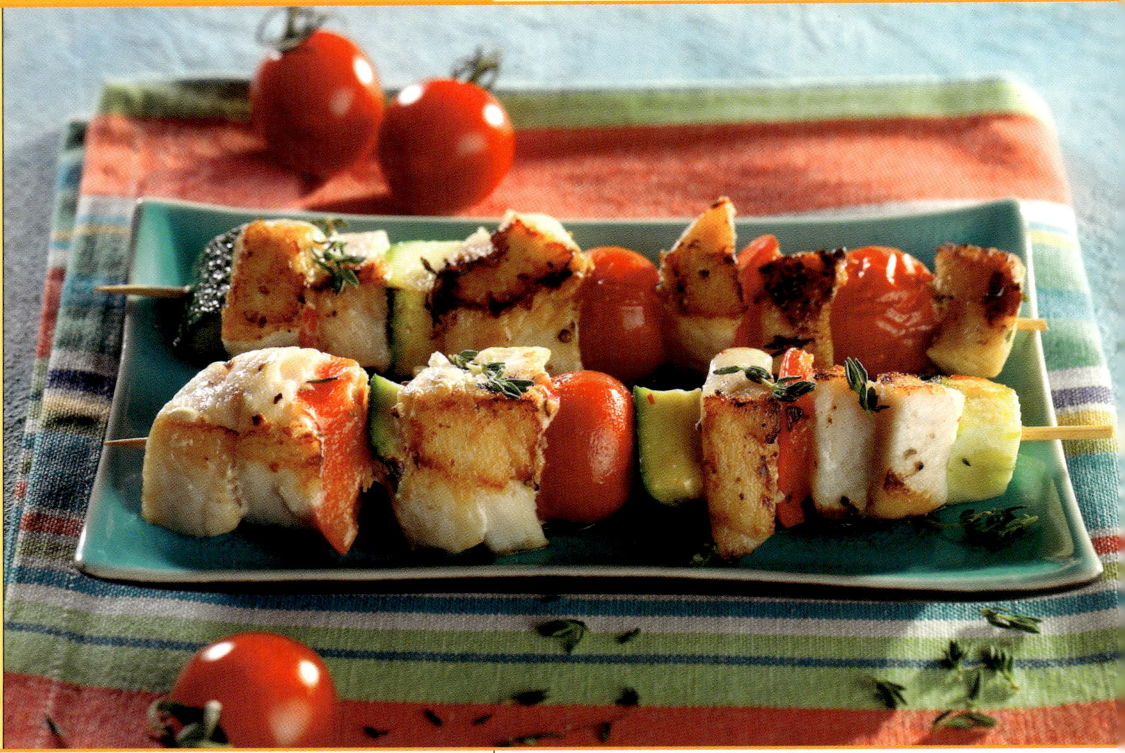

Mediterrane Fischspieße

> **ZUTATEN:**

300 g Goldbarschfilet
1 EL Zitronensaft
1 rote Paprikaschote
1 Zucchino
150 g Kirschtomaten
Salz, schwarzer Pfeffer
2 EL Olivenöl
1 TL fein gehackter Thymian
4 Holz- oder Metallspieße

Zubereitung: 30 Minuten

Pro Portion etwa:

kcal	Fett	Eiweiß	Kohlenhydrate
300	16 g	31 g	7 g

1| Den Backofengrill auf mittlere Stufe vorheizen. Das Fischfilet waschen, mit Küchenpapier trockentupfen, mit Zitronensaft beträufeln und kurz ziehen lassen. Dann in mundgerechte Würfel schneiden. Das Gemüse putzen und waschen. Die Paprikaschote grob würfeln, den Zucchino in fingerdicke Scheiben schneiden.

2| Abwechselnd Fischwürfel, Gemüsestücke und Kirschtomaten auf die Spieße ziehen und rundum mit Salz und Pfeffer würzen. Das Öl mit dem Thymian verrühren und die Fisch-Gemüse-Spieße damit bepinseln.

3| Die Fisch-Gemüse-Spieße unter dem vorgeheizten Grill etwa 10 Minuten garen, dabei ab und zu wenden und mit dem abgetropften Öl bepinseln.

> **INFO**

Goldbarsch enthält viele wertvolle Omega-3- und Omega-6-Fettsäuren. Diese Fettsäuren sind lebenswichtig und müssen, da sie vom Körper nicht selbst gebildet werden, über die Nahrung zugeführt werden.

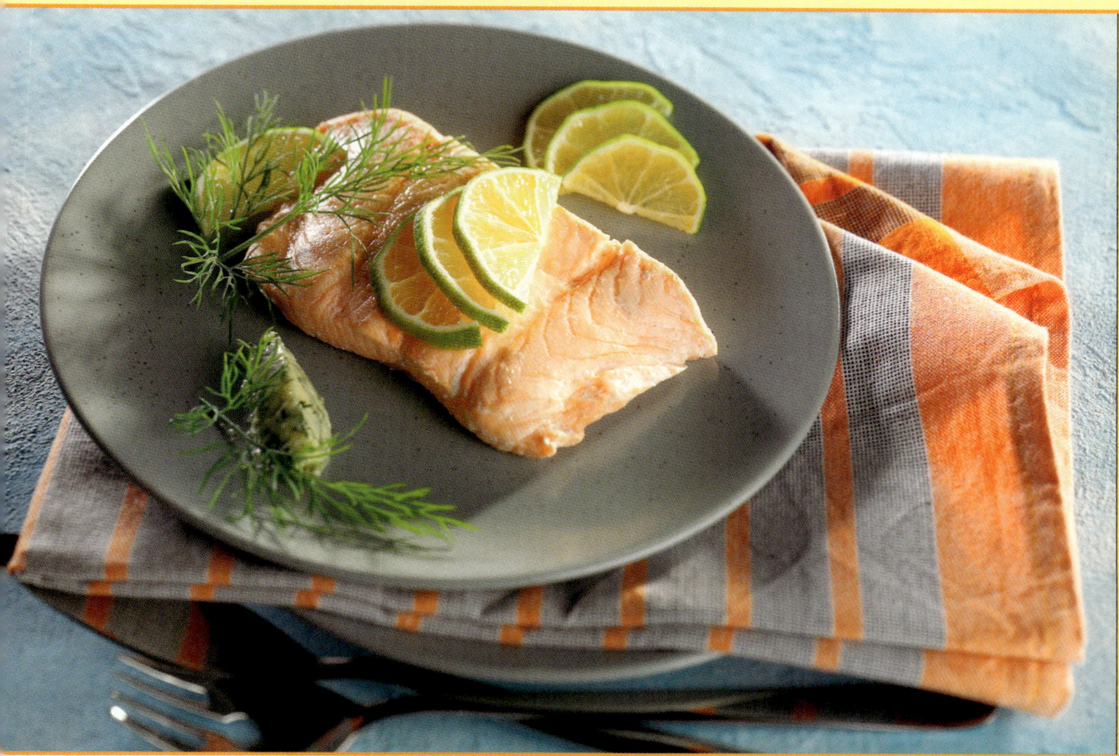

Lachs mit Dillbutter

ZUTATEN:

2 Scheiben frischer Lachs (à 125 g)
1 TL Zitronensaft
Salz, schwarzer Pfeffer
4–5 Stängel Dill
50 ml trockener Weißwein
10 g weiche Butter
1 Msp. Senf
1 TL fein gehackter Dill
1 unbehandelte Limette

Zubereitung: 25 Minuten

1| Den Fisch waschen, mit Küchenpapier trockentupfen und mit dem Zitronensaft beträufeln. Kurz ziehen lassen. Dann auf beiden Seiten mit Salz und Pfeffer würzen.

2| Den Dill abbrausen und trockentupfen. Mit dem Fischfilet in eine beschichtete Pfanne legen. Den Wein und 5 EL Wasser zugießen. Den Fisch bei geringer Hitze etwa 10 Minuten pochieren, dabei einmal wenden.

3| Inzwischen die Butter mit dem Senf und dem fein gehackten Dill verrühren und nach Belieben mit Salz und Pfeffer nachwürzen. Die Limette heiß waschen, trockenreiben und in dünne Scheiben schneiden. Die Lachsscheiben mit je 1 TL Dillbutter und einigen Limettenscheiben anrichten.

TIPP

Als 100-kcal-Beilage bieten sich 1 Portion Salzkartoffeln (150 g) oder 2 Scheiben Vollkorn-Baguette (à 25 g) an.

Pro Portion etwa:

kcal	Fett	Eiweiß	Kohlenhydrate
300	21 g	26 g	2 g

400 kcal

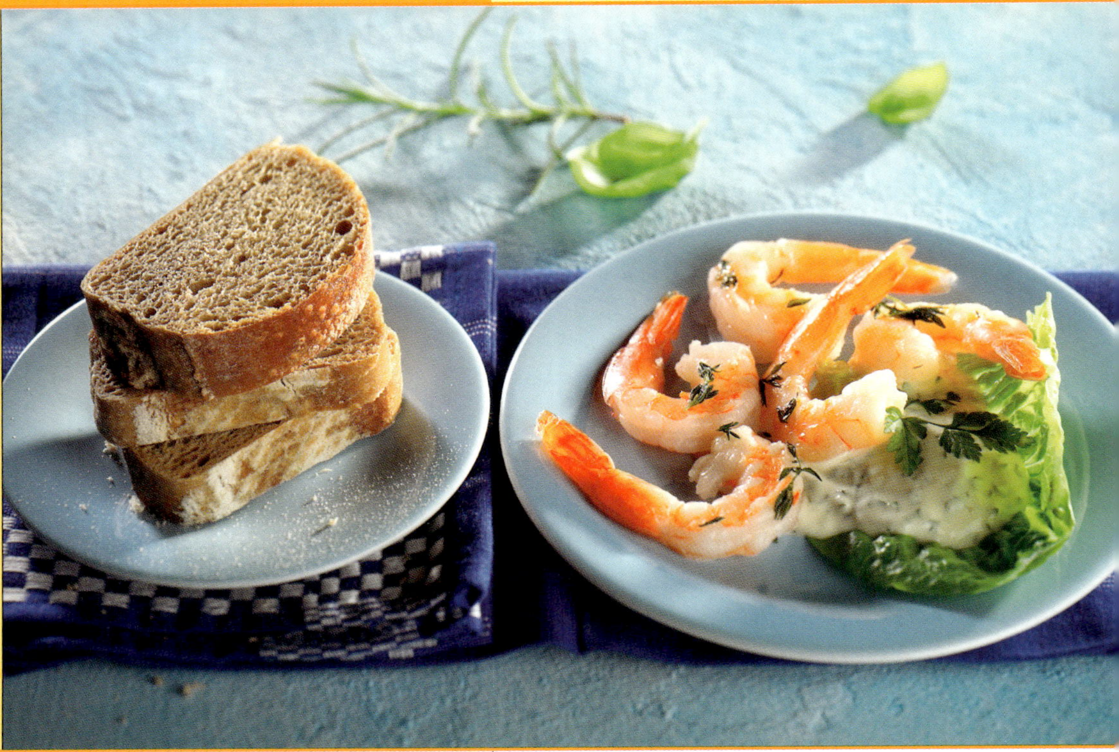

Garnelen mit Kräuterdip und Baguette

> **ZUTATEN:**

10 Riesengarnelen in der Schale ohne Kopf (gesamt ca. 250 g)
1 Knoblauchzehe, 1 rote Chilischote
2–3 Stängel Thymian
1 EL Olivenöl
3 EL Salatcreme (32 % Fett)
1–2 TL fein gehackte Kräuter
Zitronensaft, Salz, schwarzer Pfeffer
6 Scheiben Vollkorn-Baguette (à 20 g)

Zubereitung: 30 Minuten

Pro Portion etwa:

kcal	Fett	Eiweiß	Kohlenhydrate
400	16 g	28 g	37 g

1| Die Garnelen so schälen, dass der Schwanzfächer noch erhalten bleibt. Dafür mit dem Daumen auf der Bauchseite den Panzer aufbrechen und vom Fleisch ablösen. Die Garnelen entlang dem Rücken aufschlitzen und den schwarzen Darm entfernen. Gründlich waschen und mit Küchenpapier trockentupfen.

2| Knoblauch schälen. Chili halbieren, von Samen und Scheidewänden befreien, waschen und in Streifen schneiden. Den Thymian abbrausen und trockentupfen. Das Öl in einer beschichteten Pfanne erhitzen. Den Knoblauch hineinpressen und kurz anbraten. Chili und Thymian zufügen und etwa 30 Sekunden mitbraten. Die Garnelen zugeben und etwa 8 Minuten unter Wenden rundum braten, bis sie sich rosa verfärben.

3| Inzwischen die Salatcreme mit den Kräutern verrühren und mit Zitronensaft, Salz und Pfeffer würzen. Die Garnelen mit dem Dip und dem Baguette anrichten.

> **TIPP**

Garnelen werden häufig bereits geschält und gegart aus der Tiefkühltruhe angeboten. Einfach auftauen, trockentupfen und nur kurz im gewürzten Öl erhitzen.

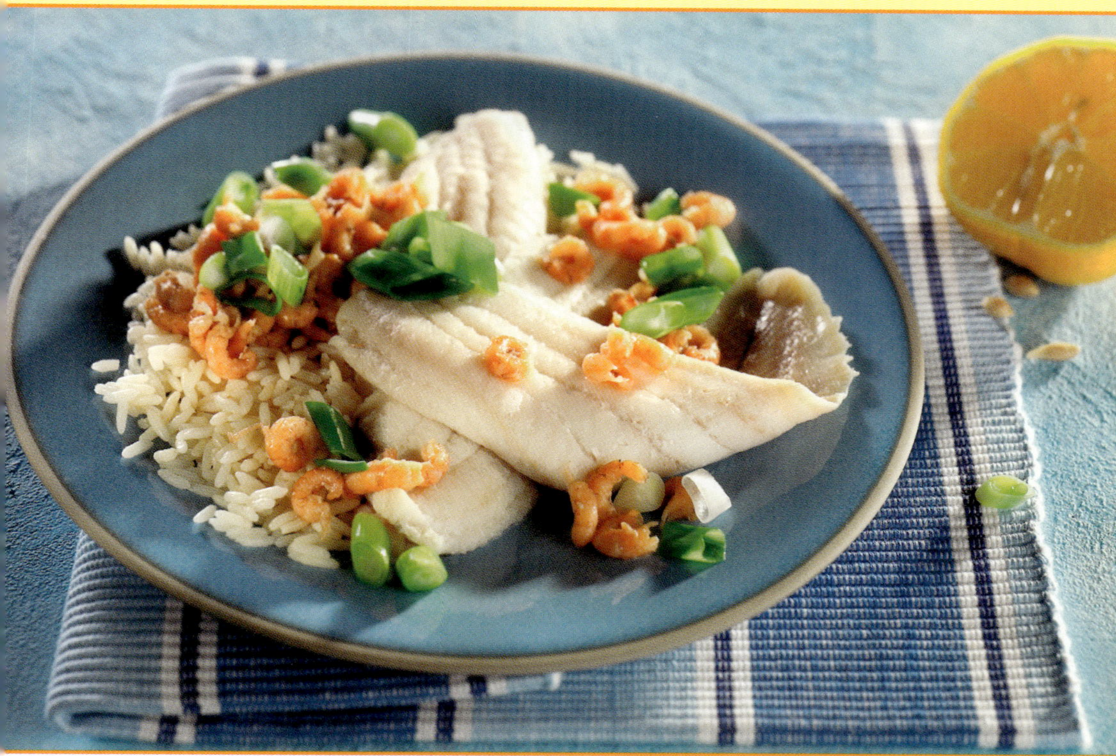

400 kcal

Seezunge mit Garnelen und Reis

> **ZUTATEN:**

300 g Seezungenfilet
1 EL Zitronensaft
Salz, weißer Pfeffer
2 Frühlingszwiebeln
80 g Tiefseegarnelen (Krabben)
100 ml trockener Weißwein (ersatzweise Fischfond)
125 g 8-Minuten-Langkornreis (parboiled)

Zubereitung: 30 Minuten

1| Das Fischfilet waschen, mit Küchenpapier trockentupfen und mit dem Zitronensaft beträufeln. Kurz ziehen lassen. Dann mit Salz und Pfeffer würzen. Die Frühlingszwiebeln waschen, putzen und schräg in feine Röllchen schneiden.

2| Das Fischfilet mit den Frühlingszwiebeln und den Garnelen in einer beschichteten Pfanne verteilen. Den Wein zugießen und alles etwa 10 Minuten pochieren.

3| Inzwischen den Reis nach Packungsanleitung zubereiten und mit dem Fischfilet auf zwei Tellern anrichten.

> **VARIANTE**

Anstelle von Seezungenfilet passt auch jedes andere Fischfilet, das festfleischig und nicht zu dick ist.

Pro Portion etwa:

kcal	Fett	Eiweiß	Kohlenhydrate
400	3 g	38 g	51 g

400 kcal

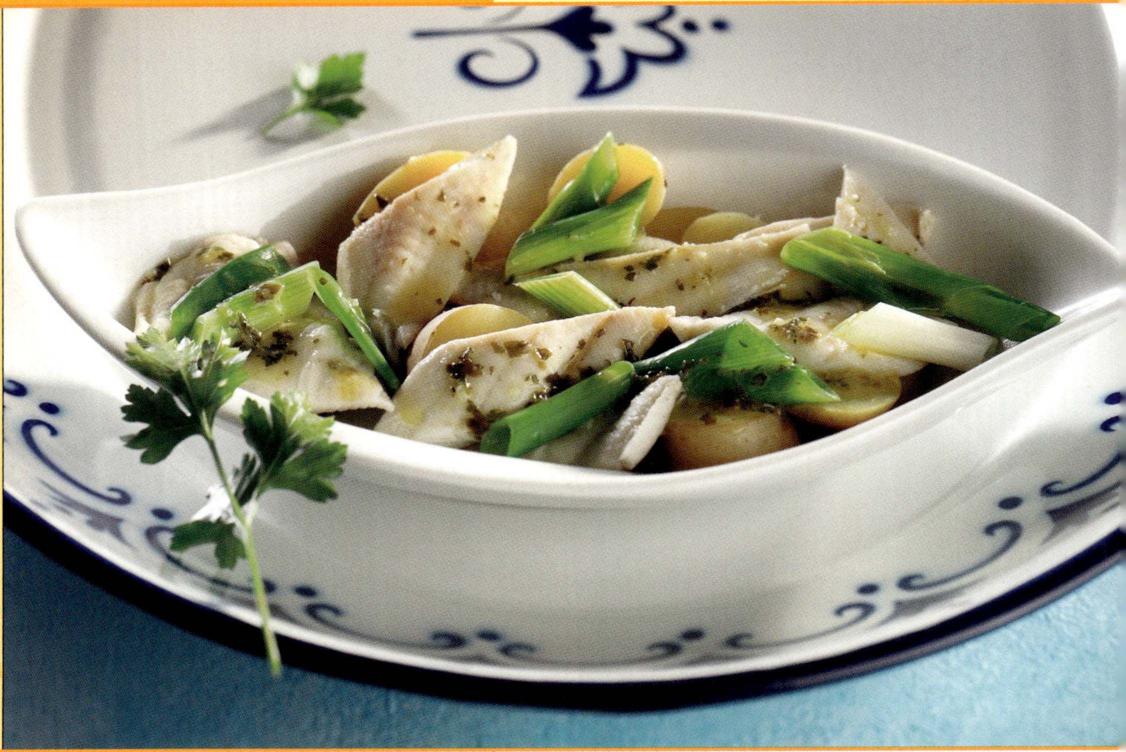

Schollenfilets in der Folie mit Kartoffeln

> **ZUTATEN:**

6 kleine neue Kartoffeln (gesamt ca. 400 g), Salz
4 Schollenfilets (ca. 300 g)
4 Frühlingszwiebeln
10 g weiche Butter
Salz, schwarzer Pfeffer
20 g Kräuterbutter
50 ml trockener Weißwein (ersatzweise Fischfond)
Alufolie

Zubereitung: 35 Minuten

Pro Portion etwa:

kcal	Fett	Eiweiß	Kohlenhydrate
400	16 g	30 g	31 g

1| Die Kartoffeln waschen und in wenig Salzwasser in der Schale etwa 20 Minuten garen. Abgießen, ausdampfen lassen und mitsamt der Schale in Scheiben schneiden. Die Fischfilets waschen und mit Küchenpapier trockentupfen. Die Frühlingszwiebeln waschen, putzen und schräg in 2 cm lange Stücke schneiden.

2| Den Backofen auf 220° (Umluft 200°) vorheizen. Zwei große Stücke Alufolie mit der Butter bepinseln. Die Kartoffelscheiben darauf verteilen und mit den Frühlingszwiebeln bestreuen. Mit je 2 Fischfilets belegen, salzen und pfeffern. Die Alufolie rundum etwas nach oben biegen, sodass eine Art Schale entsteht. Die Kräuterbutter auf den Filets verteilen, mit je 25 ml Wein umgießen und die Folien zu Päckchen verschließen. Im vorgeheizten Ofen (Mitte) etwa 8 Minuten garen. Aus der Folie nehmen und auf einem Teller anrichten.

> **INFO**

Schollenfilets sind besonders mager und leicht verdaulich, dabei aber gleichzeitig sehr saftig – ein Idealfall für die kalorienreduzierte Küche!

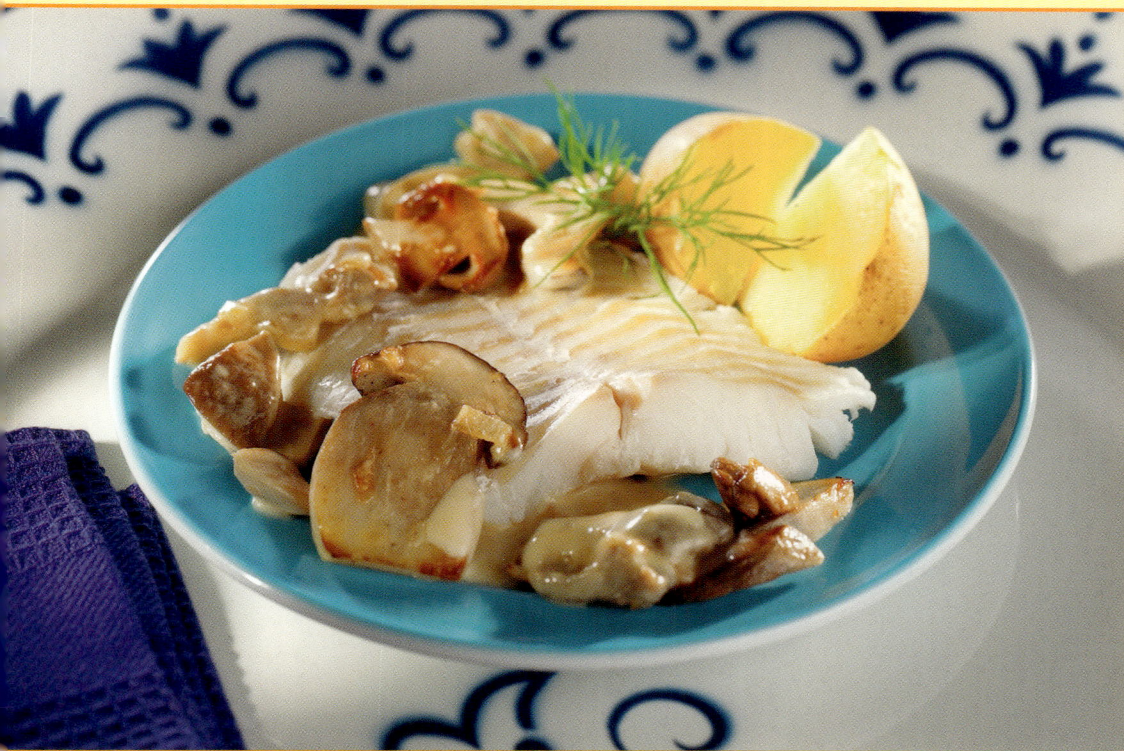

Kabeljau mit Steinpilzsauce

> **ZUTATEN:**

2 Kartoffeln (gesamt ca. 200 g), Salz
2 Kabeljaufilets (à 150 g)
1 EL Zitronensaft
schwarzer Pfeffer
1/2 Bund Dill
100 ml trockener Weißwein
250 g Steinpilze
2 Schalotten
1 Knoblauchzehe
20 g Butter, 4 EL Sahne
1 EL fein gehackte Petersilie

Zubereitung: 25 Minuten

1| Die Kartoffeln waschen und mit der Schale in Salzwasser etwa 20 Minuten garen. Abgießen, kurz ausdampfen lassen und pellen.

2| Die Fischfilets waschen, mit Küchenpapier trockentupfen und mit Zitronensaft beträufeln. Kurz ziehen lassen, dann salzen und pfeffern. Den Dill abbrausen und trockentupfen. Mit den Filets in eine beschichtete Pfanne legen und den Wein zugießen. Die Filets bei geringer Hitze 15 Minuten pochieren, dabei einmal wenden.

3| Die Pilze putzen und in Scheiben schneiden. Schalotten und Knoblauch schälen, fein hacken und in der heißen Butter kurz andünsten. Die Steinpilze zufügen und 10 Minuten braten. Die Sahne zugießen und etwas einköcheln lassen. Die Pilze salzen, pfeffern und die Petersilie untermischen. Die Fischfilets mit den Pilzen und den Kartoffeln anrichten.

> **INFO**

Seefische liefern das Jod, das für die Bildung und Aktivierung der Vorstufen des Schilddrüsenhormons Tyroxin benötigt wird.

Pro Portion etwa:

kcal	Fett	Eiweiß	Kohlenhydrate
400	15 g	36 g	19 g

Es muss nicht immer Sahne sein

Ein Blick auf die Tabelle genügt: Sobald Saucen, Dressings und Dips mit Öl, Butter, Mayonnaise oder Sahne zubereitet werden, sind sie echte Dickmacher – was dann leider auch für die Salate, Fisch-, Fleisch- oder Gemüsegerichte gilt, die sie begleiten. So bringt es der Sahnemeerrettich zu zwei geräucherten Forellenfilets beispielsweise auf mehr Kalorien und Fett als der Fisch selbst. Und eine Portion Béchamelsauce macht mit rund 200 zusätzlichen Kalorien und 18 g Fett aus einem gegrillten Steak eine üppige Mahlzeit. Das heißt aber auch: Wer auf fettreiche Saucen zu Fleisch, Fisch und Gemüse verzichtet, kann ganz einfach viele überflüssige Kalorien einsparen und ohne Genuss-Einbußen seinem Wunschgewicht schneller näher kommen. Kein Kalorienproblem sind hingegen leichte Saucen auf Gemüsebasis, die sich perfekt mit frischen Kräutern anstelle von Sahne aromatisieren lassen. Der berühmte »Stich Butter«, den unsere Mütter bei Gemüse und Saucen für unverzichtbar hielten, sollte immer häufiger in der Butterdose bleiben und nur bei besonderen Anlässen zum Einsatz kommen. Bei Salaten und Rohkost sind Dressings und Dips auf der Basis von Joghurt, saurer Sahne und Magerquark eine gute und köstliche Alternative zu Vinaigrette, Remoulade & Co. Unser Tipp: Bereiten Sie Ketchup und andere Würzsaucen aus frischen Zutaten selbst zu. Fertigprodukte enthalten zwar nicht viel Fett, dafür aber in der Regel unverhältnismäßig viel Zucker – und damit auch unnötig viele leere Kalorien.

KALORIEN UND FETTE

Saucen und mehr	kcal/ Portion	Fett (g)/ Portion
• 2 EL Joghurt-Dressing mit Kräutern (ca. 40 g)	50	4
• 1 Portion Frankfurter Grüne Sauce mit saurer Sahne	100	7
• 1 Portion Tomatensauce mit Basilikum	100	7
• 1 EL Remoulade (80 % Fett, ca. 12 g)	100	10
• 1 EL Tapenade (Olivencreme, ca. 10 g)	100	10
• 2 EL Thousand-Islands-Dressing (mit Salatmayonnaise, ca. 30 g)	100	10
• 1 EL Vinaigrette (ca. 15 g)	100	11
• 2 EL Pesto (Basilikum-Würzpaste, ca. 25 g)	150	16
• 1 Portion Béchamelsauce	200	18
• 1 Portion Käsesauce mit Schmelzkäse (45 % Fett i.Tr.)	200	18
• 1 Portion Sahnemeerrettich	200	21
• 1 Portion Sauce Hollandaise	300	34

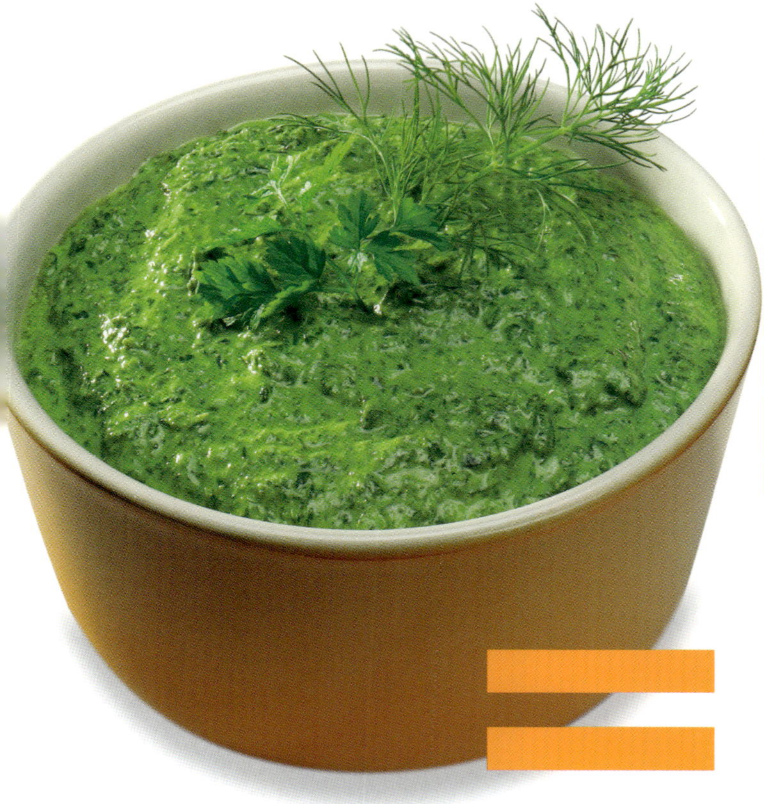

● **1 Portion Frankfurter Grüne Sauce**

7,0 g Fett (gesamt)
0,5 g MUF
4,0 g Eiweiß
7,0 g Kohlenhydrate (gesamt)
16 mg Cholesterin

100 kcal

=

● **1/3 Portion Sauce Hollandaise**

11,3 g Fett (gesamt)
1,6 g MUF
0,6 g Eiweiß
0,0 g Kohlenhydrate (gesamt)
297 mg Cholesterin

100 kcal

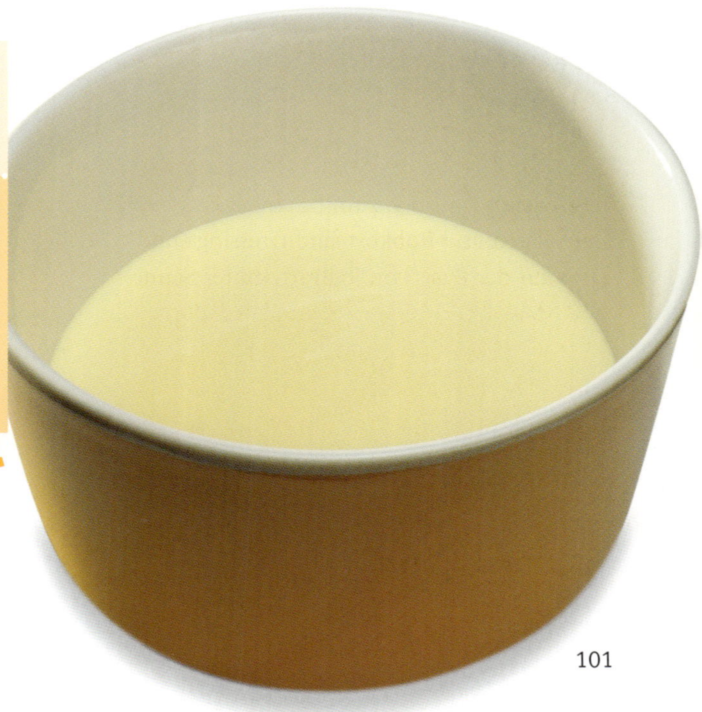

100 kcal

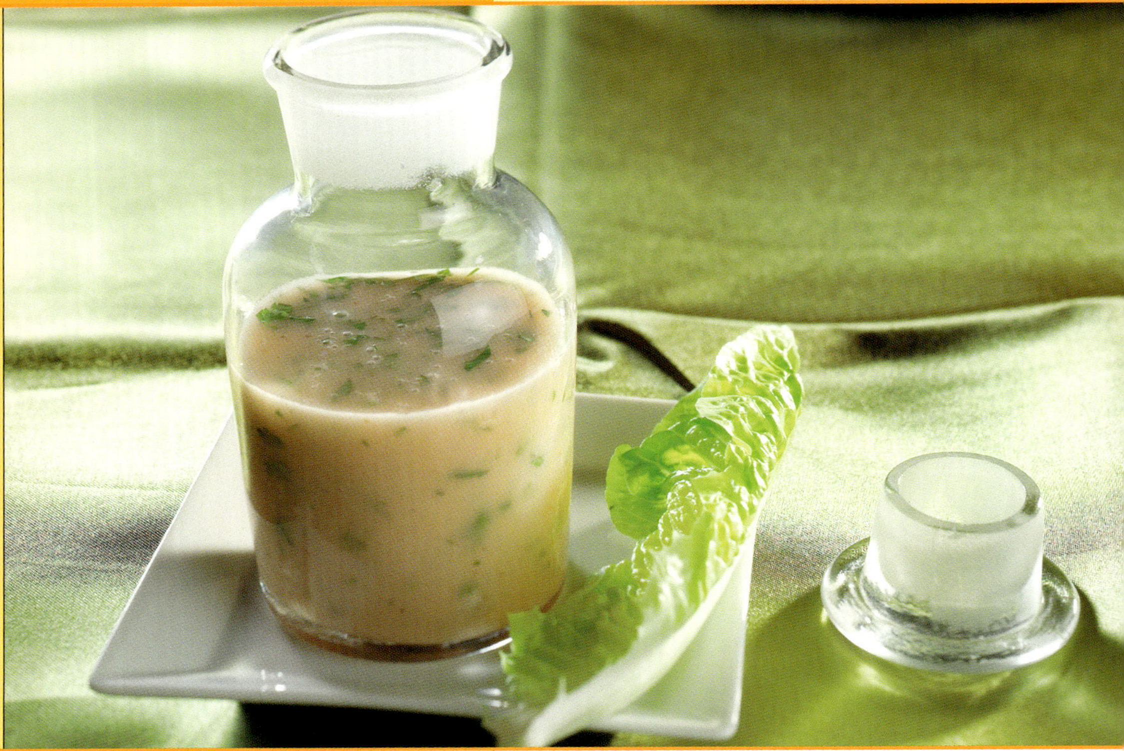

Klassische Vinaigrette

> ZUTATEN:

2 Schalotten
8 EL Sonnenblumenöl
2 EL Rotweinessig
1 TL Senf
Salz, schwarzer Pfeffer
1–2 EL fein gehackte Kräuter (z. B. Estragon oder Kerbel)

Zubereitung: 10 Minuten

Ergibt 10 EL, pro 1 1/2 EL (3 TL) etwa:

kcal	Fett	Eiweiß	Kohlenhydrate
100	12 g	0,3 g	0,6 g

1| Die Schalotten schälen und fein würfeln. Öl, Essig, Senf, Salz und Pfeffer mit einem Schneebesen gut verrühren, sodass eine homogene Sauce entsteht. Die Schalottenwürfel und Kräuter unterrühren. Die Vinaigrette in eine Flasche mit Schraubverschluss füllen. Im Kühlschrank aufbewahren und je nach Bedarf 1 bis 2 EL Vinaigrette entnehmen.

> VARIANTE

Mit »italienischen« Zutaten lässt sich aus der klassischen Vinaigrette leicht ein Italienisches Dressing zaubern. Dafür 8 EL Olivenöl mit 2 EL Aceto Balsamico verrühren. 2 Knoblauchzehen hineinpressen und mit Salz und frisch gemahlenem schwarzem Pfeffer würzen. Mit fein geschnittenem Basilikum, Thymian oder Oregano aromatisieren und zu Blatt- und Tomatensalaten servieren.

> TIPP

Passt sehr gut zu Blattsalaten und kaltem Fleisch. Hält sich in der Schraubflasche oder im Twist-off-Glas im Kühlschrank bis zu einer Woche.

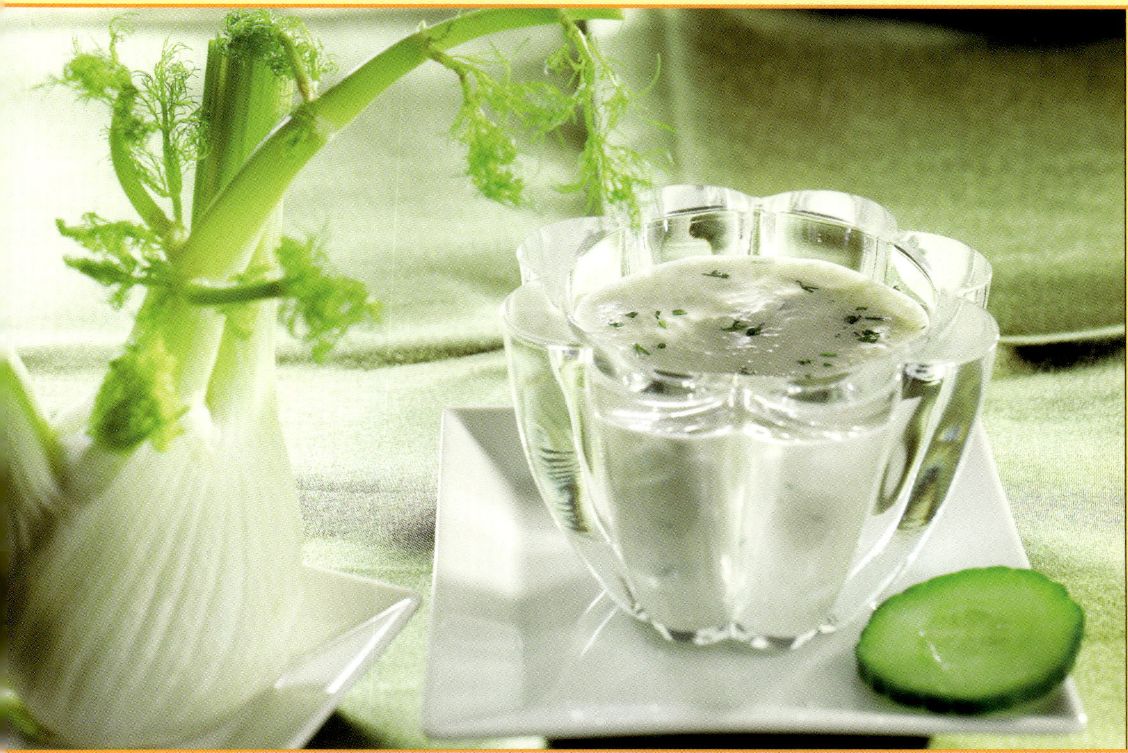

Joghurt-Kräuter-Dressing

> **ZUTATEN:**

200 g fettarmer Joghurt (1,5% Fett)
2 EL Zitronensaft
1 EL Distelöl
1 TL Senf
Salz, schwarzer Pfeffer
2 EL fein gehackte Dillspitzen oder Schnittlauchröllchen

Zubereitung: 10 Minuten

1| Joghurt, Zitronensaft, Öl und Senf zu einem cremigen Dressing verrühren. Mit Salz und Pfeffer nach Belieben würzen. Zuletzt die Kräuter unterrühren. Die Sauce bis zur Verwendung kühl stellen.

> **VARIANTEN**

Für eine Möhrenrohkost den Senf und die Kräuter weglassen und stattdessen 1 EL gemahlene Haselnüsse unter den Joghurt rühren. Wer gern Chicoréesalat mit Orangenfilets isst, sollte den Zitronensaft durch Orangensaft ersetzen und auf den Senf sowie die Kräuter verzichten. Für Blumenkohlrohkost den Senf durch Currypulver ersetzen und keine Kräuter nehmen.

> **TIPP**

Passt sehr gut zu Gurkensalaten und zu Rohkost, wie etwa Stangensellerie, Kohlrabi oder Fenchel.

Pro Portion etwa:

kcal	Fett	Eiweiß	Kohlenhydrate
100	7 g	4 g	5 g

100 kcal

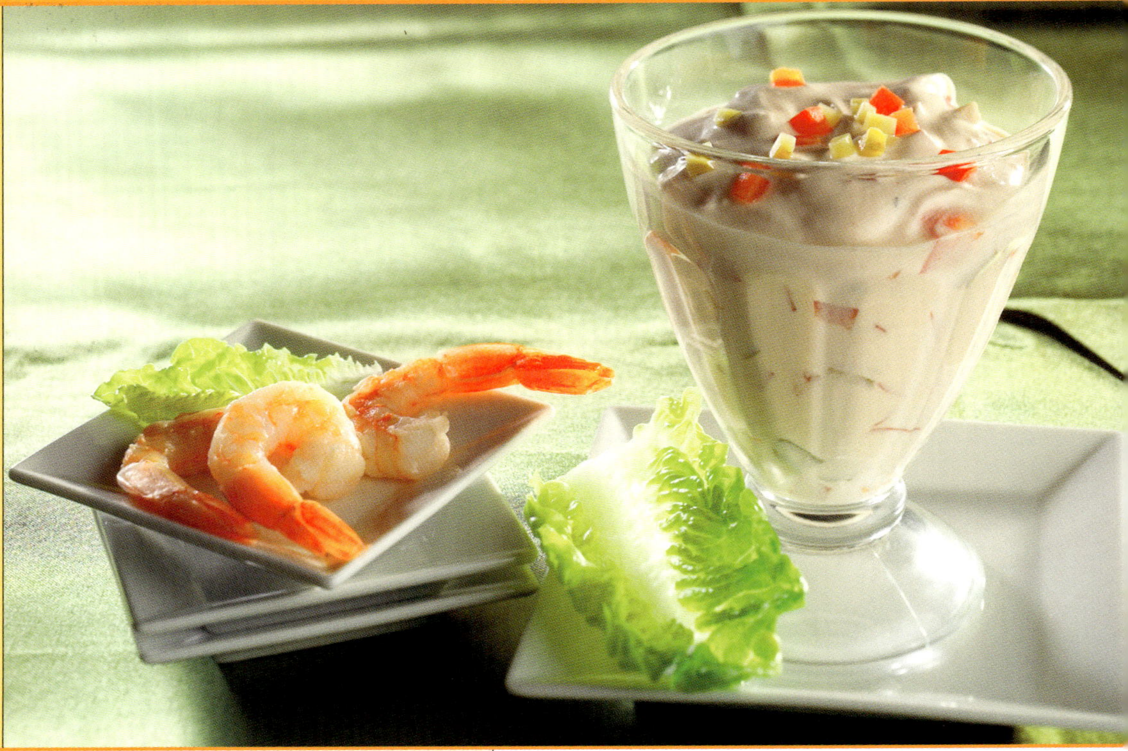

Cocktail-Dressing

> **ZUTATEN:**

1/4 Paprikaschote
2 Cornichons
150 g fettarmer Joghurt (1,5 % Fett)
100 g Speisequark (20 % Fett)
1 EL Ketchup
1 Prise Cayennepfeffer
Salz, schwarzer Pfeffer

Zubereitung: 10 Minuten

Pro Portion etwa:

kcal	Fett	Eiweiß	Kohlenhydrate
100	4 g	9 g	7 g

1| Paprika von Samen und Scheidewänden befreien, waschen und fein würfeln. Die Cornichons fein hacken. Joghurt, Quark und Ketchup cremig verrühren. Die Paprikawürfel mit den Cornichons unterrühren und das Dressing mit Cayennepfeffer, Salz und Pfeffer pikant würzen. Bis zur Verwendung kühl stellen.

> **VARIANTEN**

Für Thunfisch- und Eiersalate auf Ketchup und Cayennepfeffer verzichten und die Cornichons durch 1 EL abgetropfte Kapern ersetzen. Wer gern Rindfleischsalat isst, sollte ebenfalls aufs Ketchup und den Cayennepfeffer verzichten und stattdessen 1 bis 2 TL Senf unter das Dressing rühren.

> **TIPP**

Passt sehr gut zu Blattsalaten, Tiefseegarnelen (Krabben) sowie zu Wurst- oder Nudelsalaten.

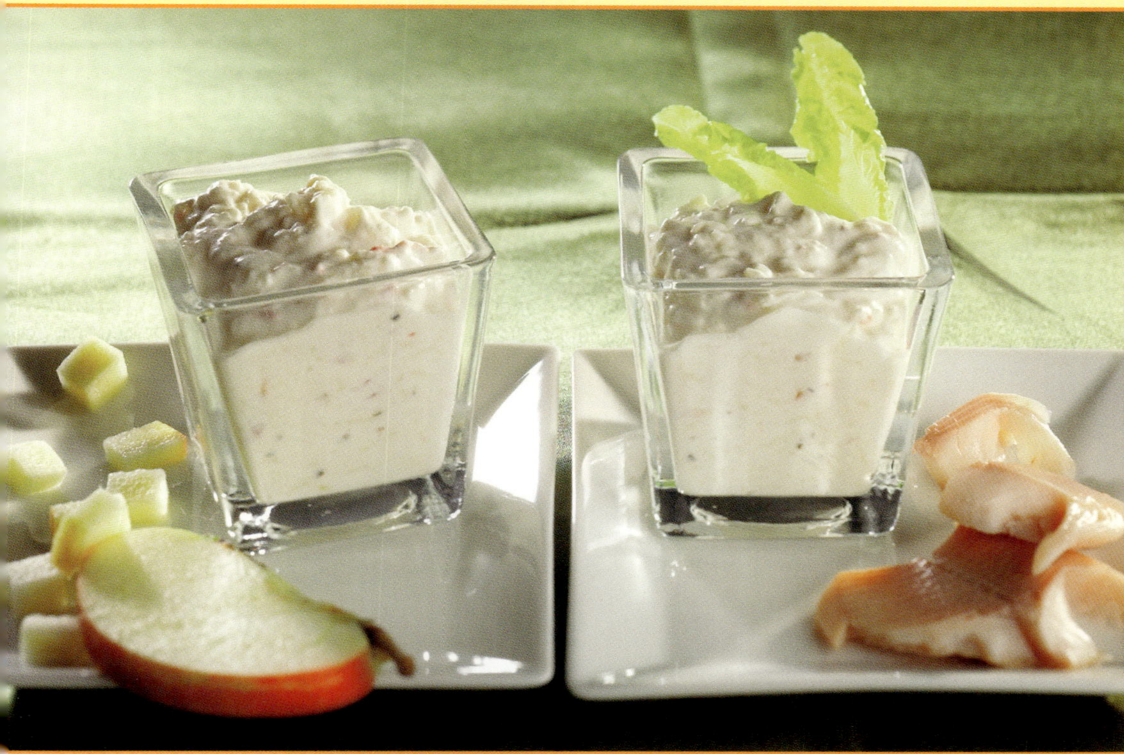

200 kcal

Meerettich-Quark

> **ZUTATEN:**

$^1/_2$ rotbackiger Apfel
50 ml Sahne
200 g Speisequark (20 % Fett)
1–2 TL frisch geriebener Meerrettich
1 Prise Zucker
Salz, schwarzer Pfeffer

Zubereitung: 10 Minuten

1| Die Apfelhälfte waschen, vom Kerngehäuse befreien und dann mitsamt der Schale fein raspeln. Die Sahne steif schlagen und unter den Quark heben. Den Apfel und den Meerrettich vorsichtig darunter mischen und alles mit Zucker, Salz und Pfeffer pikant würzen.

> **VARIANTEN**

Zur Abwechslung den Apfel durch 1 EL ungesüßte Preiselbeeren oder durch Cranberries aus dem Glas ersetzen. Wenn es einmal besonders schnell gehen soll, einfach 1 EL Sahnemeerrettich aus dem Glas untermischen.

> **TIPP**

Passt sehr gut zu pochiertem oder geräuchertem Fisch sowie zu gekochtem Rindfleisch und zu Roastbeef.

Pro Portion etwa:

kcal	Fett	Eiweiß	Kohlenhydrate
200	13 g	13 g	9 g

Eine Wahl ohne Qual

Bei Desserts lassen sich natürlich die meisten Kalorien einsparen, wenn man auf den süßen Nachtisch komplett verzichtet. Doch das muss nicht sein, denn es gibt eine große Auswahl an kalorienarmen und nicht minder leckeren Desserts. So bringt es eine Portion Obstsalat, selbst wenn sie mit Nüssen bestreut wird, auf weit weniger Kalorien und damit auch Fett als beispielsweise eine Sahnecremespeise oder ein Tiramisu mit Mascarpone – nicht zu sprechen von den Vitalstoffen im Obst, die unseren Körper mit Vitaminen, Mineralstoffen & Co. versorgen. Natürlich hat auch eine Portion ungezuckertes Beerenobst mit einem fettarmen Joghurt nur wenig Kalorien und einen Fettgehalt, der das Leben leichter macht. Ein Törtchen mit Erdbeeren und Sahne oder eine Portion Apfelstrudel mit Vanillesauce dagegen setzen sich über kurz oder lang gnadenlos als Fettpölsterchen auf den Hüften fest.
Und auch diese Situation kennt fast jeder: Ab und zu kann man einfach nicht widerstehen. Doch wenn es dann einmal etwas richtig Süßes, Cremiges sein muss, hilft folgender Trick, damit die Kalorien- und Fettbilanz am Ende des Tages wieder stimmt: Verzichten Sie auf das Hauptgericht und sehen Sie das Dessert als süße Hauptmahlzeit an. Hin und wieder ist gegen diese Selbstüberlistung nichts einzuwenden, und vielleicht muss es ja nicht gerade eine Riesenportion Tiramisu sein?!
Wenn Sie – vor allem in der heißen Jahreszeit – die Lust auf Eis überkommt, spricht auch dagegen nichts, wenn es bei ein oder zwei Kugeln Frucht- oder Joghurteis bleibt.

KALORIEN UND FETTE

Desserts	kcal/ Portion	Fett (g)/ Portion
• 1 Portion Obstsalat ohne Nüsse	100	0
• 1 Portion Obstsalat mit 10 g Walnüssen	150	4
• 1 Bratapfel mit Rosinen und Mandeln	150	4
• 1 Portion Himbeersorbet	200	0
• 1 Portion Vanilleflammeri	200	7
• 1 Portion Zabaione	250	7
• 1 Portion Crème au caramel	250	7
• 1 Portion Rote Grütze mit 2 EL Vanillesauce	350	10
• 1 Portion Sahne-Milchreis mit Erdbeeren	350	17
• 1 Portion Bayerische Creme	350	24
• 1 Stück Apfelstrudel (aus Blätterteig) mit 1 Kugel Vanilleeis	400	24
• 1 Portion Zitronencreme	400	25
• 1 Portion Mousse au chocolat	400	31
• 1 Portion Tiramisu	600	39

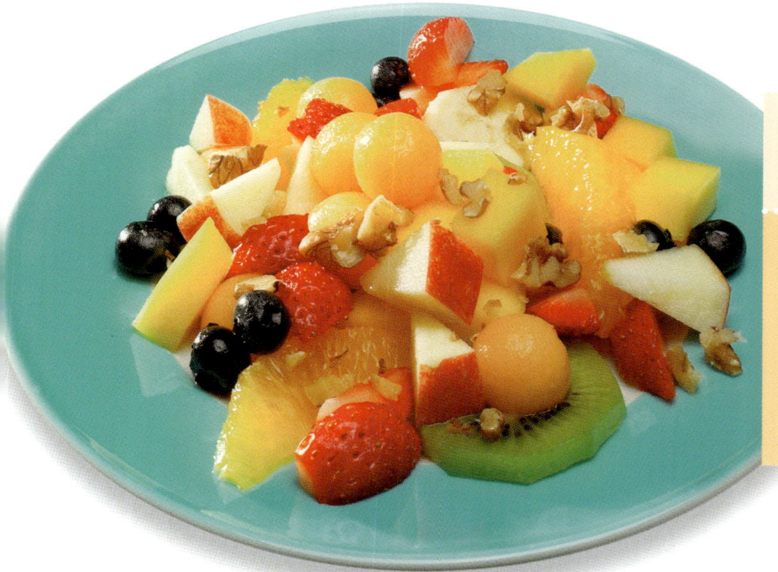

1 Portion Obstsalat mit Walnüssen

3,8 g Fett (gesamt)
2,4 g MUF
2,2 g Eiweiß
26,0 g Kohlenhydrate (gesamt)
3,9 g Ballaststoffe

150 kcal

=

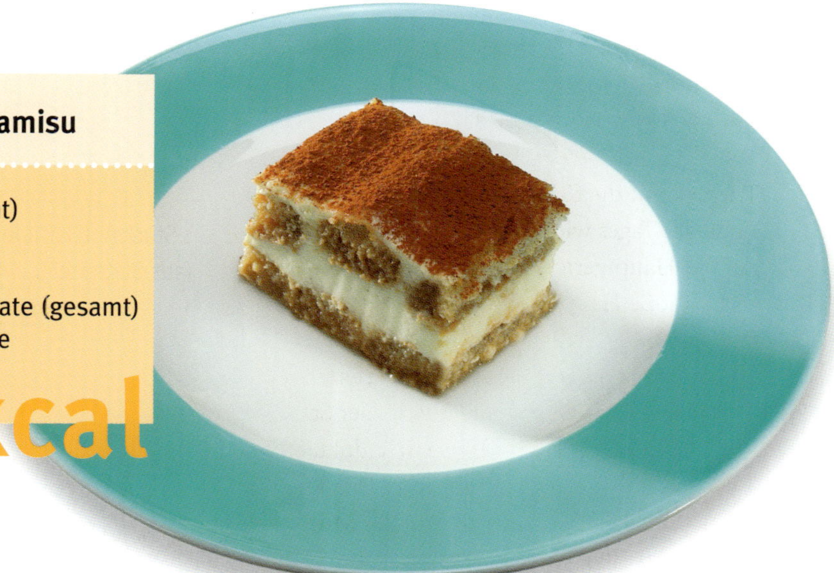

1/4 Portion Tiramisu

9,7 g Fett (gesamt)
0,6 g MUF
2,2 g Eiweiß
11,2 g Kohlenhydrate (gesamt)
0,0 g Ballaststoffe

150 kcal

100 kcal

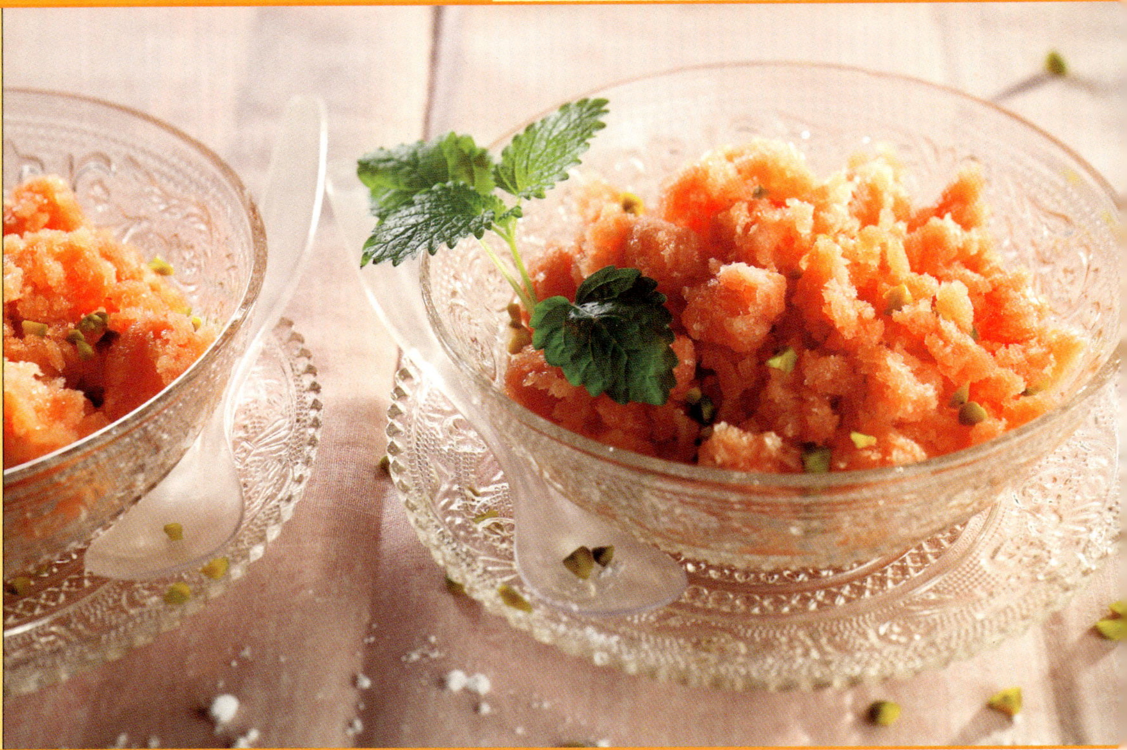

Selbst gemachtes Pfirsich-Granita

> **ZUTATEN:**

2 große reife Pfirsiche
1 EL Zitronensaft
1 EL Puderzucker
1 TL fein gehackte Pistazien

Zubereitung: 10 Minuten
Gefrierzeit: 1 Stunde

1| Die Pfirsiche überbrühen, häuten, halbieren, entsteinen und das Fruchtfleisch in Stücke schneiden. Mit dem Zitronensaft und dem Puderzucker fein pürieren. Das Pfirsichpüree in eine flache Schale füllen, mit Folie abdecken und etwa 1 Stunde ins Gefrierfach stellen. Sobald das Püree am Rand etwa 1/2 cm breit gefroren ist, immer wieder mit einer Gabel locker durchrühren.

2| Die Granita mit einem Löffel abstechen und in Dessertgläser füllen. Mit den Pistazien bestreuen und sofort servieren.

> **VARIANTE**

Granitas lassen sich mit vielen Früchten zubereiten. Am besten süße, reife Früchte verwenden, dann wird nicht so viel Zucker benötigt. Neben den Pfirsichen sind auch Aprikosen, Erdbeeren und Himbeeren ideal.

Pro Portion etwa:

kcal	Fett	Eiweiß	Kohlenhydrate
100	1 g	2 g	35 g

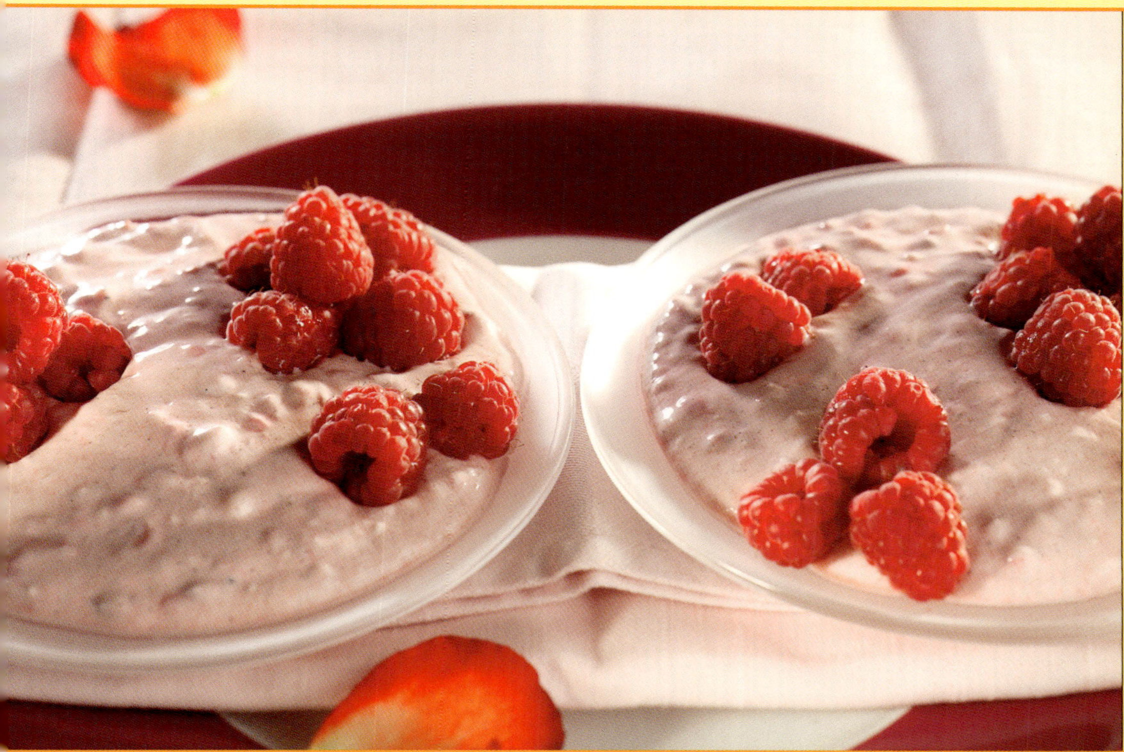

Himbeeren mit Joghurtcreme

> **ZUTATEN:**

250 g Himbeeren
5 cm Vanilleschote
200 g fettarmer Joghurt (1,5 % Fett)
1 EL Honig
einige ungespritzte Rosenblätter

Zubereitung: 5 Minuten

1| Die Himbeeren kurz abbrausen und gut abtropfen lassen. Ein Drittel der Himbeeren mit einer Gabel fein zerdrücken. Eventuell durch ein Sieb streichen, um die kleinen Kernchen zu entfernen. Die Vanilleschote längs aufschlitzen und das Mark herauskratzen.

2| Den Joghurt mit den zerdrückten Himbeeren, dem Vanillemark und dem Honig cremig rühren. Die Beeren mit dem Joghurt auf Tellern anrichten. Die Rosenblätter vorsichtig abbrausen, trockentupfen und die Joghurtcreme damit verzieren.

> **TIPP**

Möglichst viel Aroma gefällig? Dann sollten Sie für den maximalen Genuss Waldhimbeeren auf dem Wochenmarkt kaufen oder selbst sammeln. Die wilden Früchtchen schmecken wesentlich aromatischer als ihre blassen gezüchteten Geschwister.

Pro Portion etwa:

kcal	Fett	Eiweiß	Kohlenhydrate
100	2 g	4 g	15 g

200 kcal

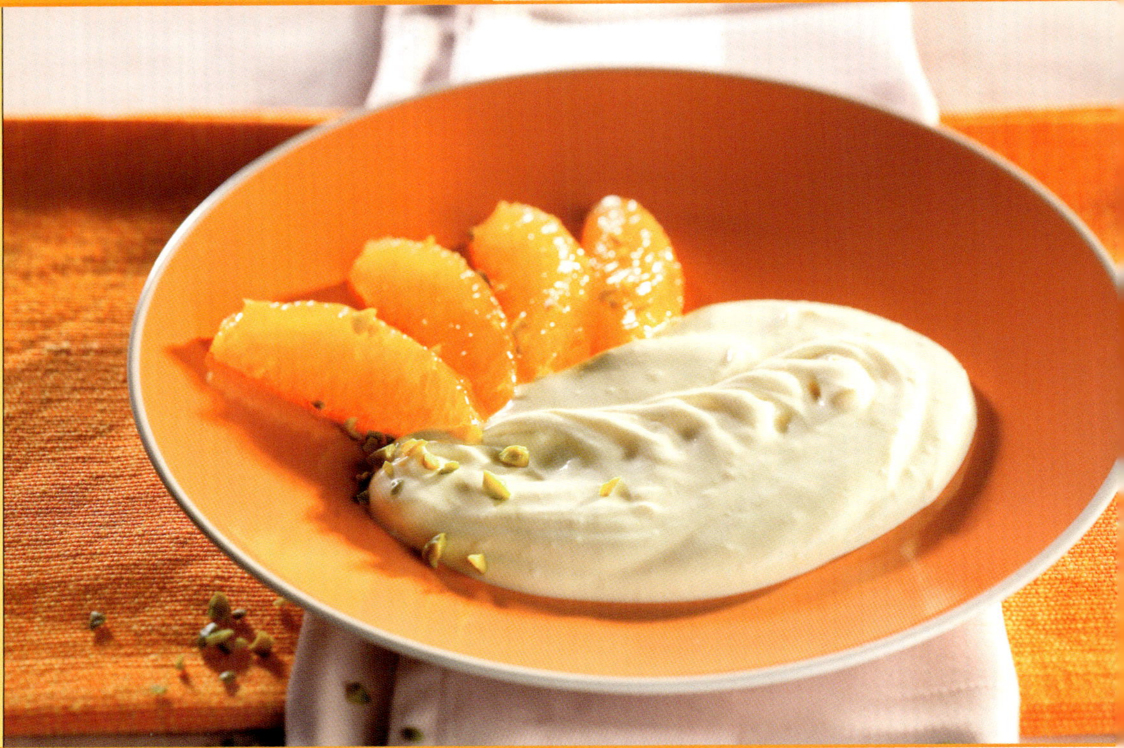

Quark mit Orange

> **ZUTATEN:**

1 große unbehandelte Orange
1 Ei (Größe S)
200 g Speisequark (20 % Fett)
Flüssigsüßstoff nach Belieben
1 EL gehackte Pistazien

Zubereitung: 15 Minuten

1| Die Orange heiß abwaschen und abtrocknen. Ein Drittel der Orangenschale fein abreiben. Die Orange mit einem scharfen Messer so schälen, dass die weiße Innenhaut komplett entfernt wird, und die Filets zwischen den Trennhäuten herausschneiden. Dabei den abtropfenden Saft auffangen.

2| Das Ei trennen. Den Quark mit dem Eigelb, dem aufgefangenen Orangensaft, der Orangenschale und nach Belieben mit etwas Süßstoff cremig rühren.

3| Die Quarkcreme in Schälchen verteilen. Mit den Orangenfilets garnieren und mit den Pistazien bestreuen. Bis zum Servieren kühl stellen.

Pro Portion etwa:

kcal	Fett	Eiweiß	Kohlenhydrate
200	10 g	17 g	12 g

> **INFO**

Orangen sind besonders reich an Vitamin C. Deshalb sollten Sie sich jeden Tag ein Glas frisch gepressten Orangensaft gönnen. 0,2 l Saft schlagen allerdings mit rund 100 kcal zu Buche.

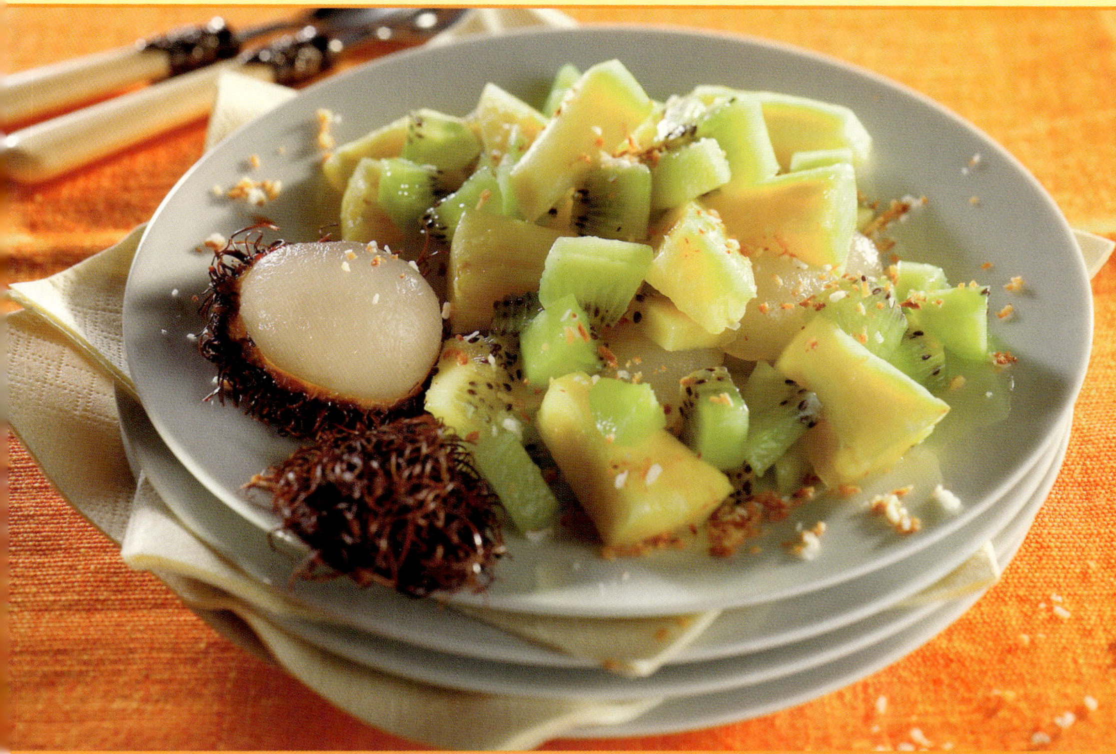

200 kcal

Exotischer Obstsalat mit Kokosraspeln

> **ZUTATEN:**

1 EL Kokosraspel
1/2 Ananas oder 1 Babyananas
2 Kiwis
100 g Litschis
Saft von 1 Limette
(ersatzweise Zitronensaft)
1 EL flüssiger Honig oder Ahornsirup

Zubereitung: 15 Minuten

1| Die Kokosraspel in einer beschichteten Pfanne ohne Fett kurz rösten. Von der Ananas den Schopf abschneiden. Dann die Frucht sorgfältig schälen und dabei alle Augen entfernen. Den harten Strunk herausschneiden. Das Fruchtfleisch in mundgerechte Würfel schneiden. Die Kiwis schälen und ebenfalls mundgerecht würfeln. Die Litschis schälen, halbieren und entsteinen.

2| Das Obst in Schälchen mischen. Mit dem Zitrussaft und dem Honig beziehungsweise dem Sirup beträufeln und 5 Minuten ziehen lassen. Vor dem Servieren mit den Kokosraspeln bestreuen.

> **INFO**

Obstsalate haben generell wenig Kalorien, wenn man sie mit wenig Zucker und ohne Sahne oder Likör zubereitet. Damit der Obstsalat trotzdem nicht zu einer »trockenen« Angelegenheit wird, kann er mit etwas Fruchtsaft, z. B. frisch gepresstem Orangensaft, vermischt werden.

Pro Portion etwa:

kcal	Fett	Eiweiß	Kohlenhydrate
200	4 g	2 g	33 g

200 kcal

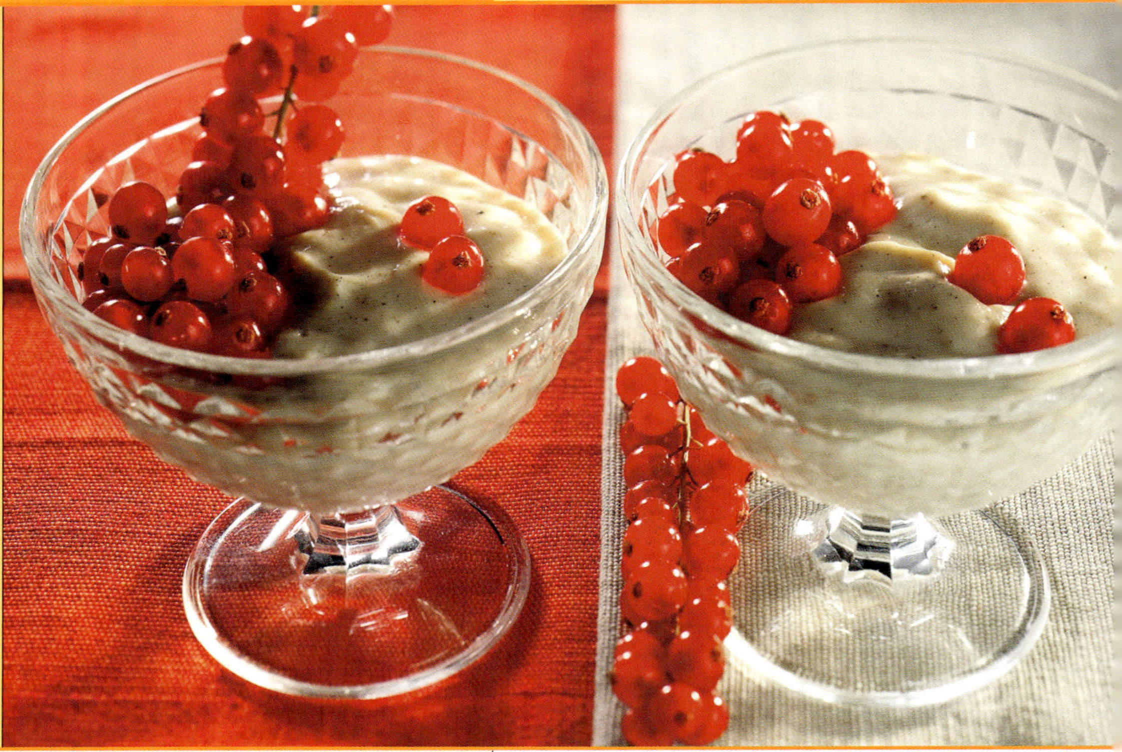

Vanilleflammeri

> **ZUTATEN:**

20 g Speisestärke
20 g Zucker
1/4 l fettarme Milch (1,5 % Fett)
1 Ei (Größe M)
5 cm Vanilleschote
1 Prise Salz
Außerdem:
1 TL Zucker zum Bestreuen
100 g rote Johannisbeeren

Zubereitung: 15 Minuten
Kühlzeit: 4 Stunden

Pro Portion etwa:

kcal	Fett	Eiweiß	Kohlenhydrate
200	5 g	8 g	30 g

1| In einer Schüssel die Stärke mit der Hälfte des Zuckers mischen und esslöffelweise 4 EL Milch unterrühren. Das Ei trennen. Das Eigelb unter die Stärke-Mischung heben und zu einer glatten Masse verrühren.

2| Die Vanilleschote längs aufschlitzen, mit einem Messer das Mark herauskratzen. Vanillemark mit -stange, Salz und restlicher Milch in einem Topf zum Kochen bringen. Vom Herd ziehen. Die Vanilleschote entfernen und die angerührte Speisestärke unter die Vanillemilch rühren. Noch einmal erhitzen und dabei mindestens 1 Minute köcheln lassen. Vom Herd nehmen.

3| Etwa die Hälfte des Eiweißes mit dem restlichen Zucker steif schlagen und unter die heiße Masse rühren. 10 Minuten erkalten lassen. Dann in Dessertschalen füllen, mit dem Zucker bestreuen und mindestens 4 Stunden kalt stellen.

4| Die Johannisbeeren abbrausen, trockentupfen und von den Rispen zupfen. Den Flammeri damit garnieren und das Dessert sofort servieren.

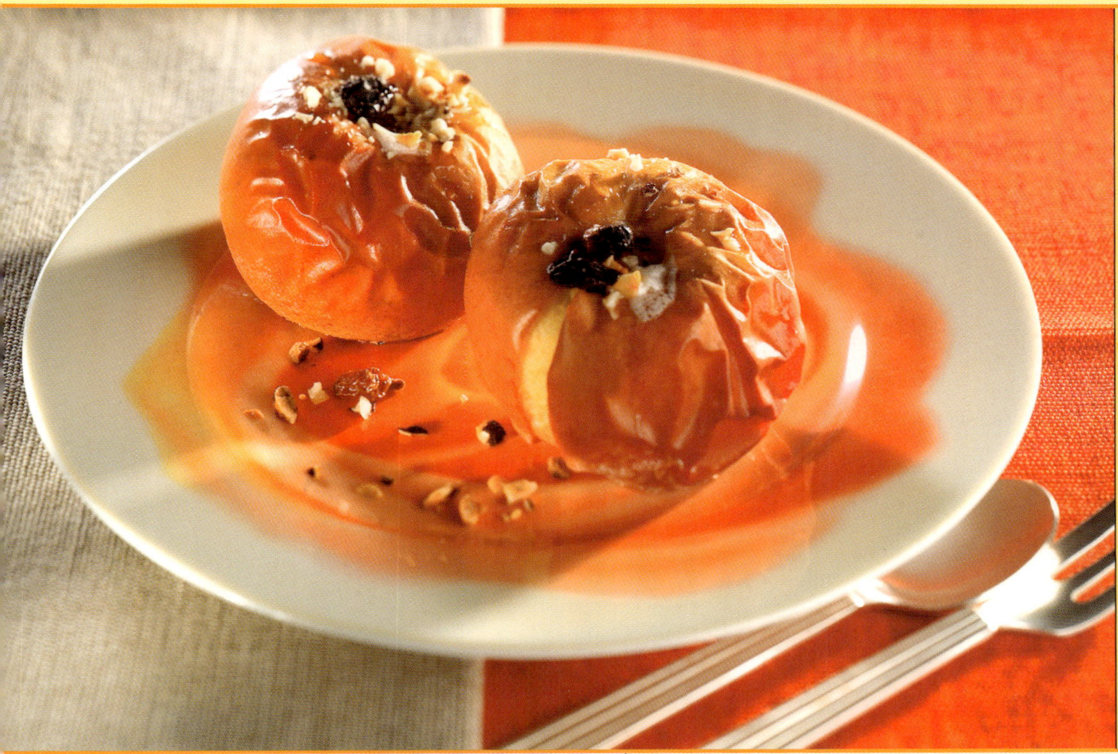

Bratäpfel

> **ZUTATEN:**

1 EL Rosinen
1 EL Zitronensaft
4 kleine mürbe Äpfe (z. B. Cox Orange)
1 EL gehackte Haselnüsse
1 EL Honig oder Ahornsirup
5 g Butter für die Form

Zubereitung: 10 Minuten
Backzeit: 30 Minuten

1| Den Backofen auf 180° (Umluft 160°) vorheizen. Eine feuerfeste Form mit der Butter ausstreichen. Die Rosinen mit dem Zitronensaft beträufeln und kurz ziehen lassen.

2| Inzwischen die Äpfel waschen und das Kerngehäuse mithilfe eines Ausstechers entfernen. Die Äpfel in die Form setzen und das Apfelinnere mit den Rosinen und den Haselnüssen füllen. Mit Honig oder Sirup beträufeln.

3| 5 EL Wasser in die Form gießen, damit die Äpfel nicht anbrennen. Im vorgeheizten Ofen auf mittlerer Schiene in etwa 30 Minuten goldbraun backen.

> **INFO**

Nüsse liefern wertvolles pflanzliches Eiweiß. Da sie aber auch noch eine ganze Menge Fett mitbringen, sollte das Tageslimit an Nüssen bei etwa 20 g liegen.

Pro Portion etwa:

kcal	Fett	Eiweiß	Kohlenhydrate
200	6 g	1 g	31 g

WIE WIR UNS BEWEGEN

**So bekommt Ihr Fett gan
bestimmt sein Fett weg:
Bringen Sie eine Extra-
portion Bewegung in Ihre
Alltag und kurbeln Sie
damit Ihren Diäterfolg a**

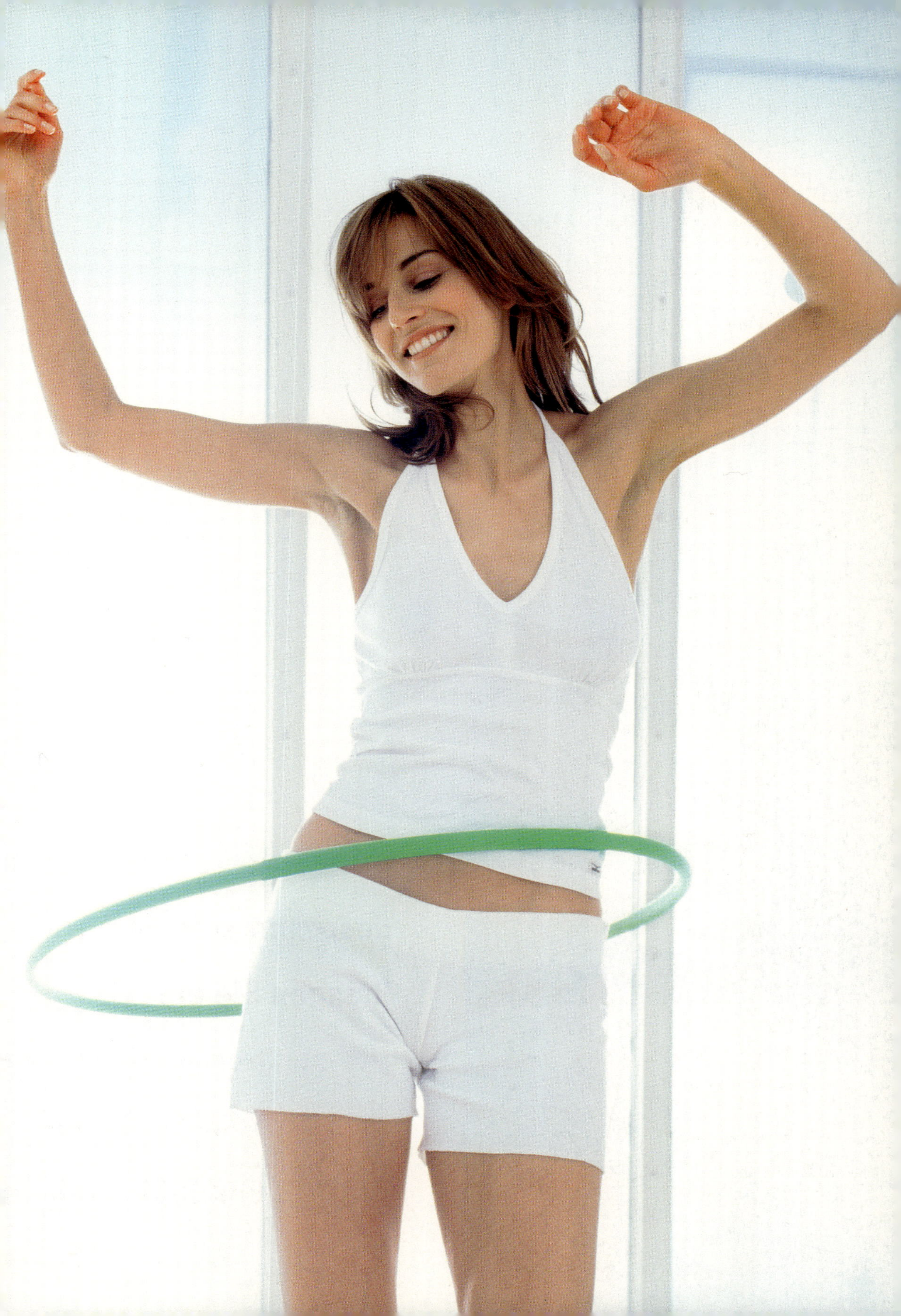

Mit Bewegung etwas bewegen – der schnelle Weg zur Idealfigur

Damit sich Ihr Körper von seinen Fettdepots trennt, müssen rund ein Dutzend Hormone sowie Fett freisetzende Enzyme aktiviert werden und zusammenwirken – ein Vorgang, der durch regelmäßige Bewegung, die den Stoffwechsel ankurbelt, problemlos in Schwung gebracht werden kann.

Keine Sorge, das bedeutet nicht, dass in Zukunft täglich ein Besuch im Fitness-Studio ansteht. Oft genügt es schon, alte, schlechte Gewohnheiten abzulegen. Überlegen Sie: Wie häufig bewegen Sie sich so, dass Ihr Kreislauf auf Touren und Sie ins Schwitzen kommen? Wo und wie lässt sich Ihr Alltag in Zukunft etwas bewegter gestalten? Das geht ganz leicht: Lassen Sie doch einfach einmal Lift und Rolltreppe links liegen und nehmen Sie stattdessen die Treppe. Oder das Auto bleibt für einen Tag in der Garage und Sie legen alle Strecken bis zu einem Kilometer zu Fuß zurück beziehungsweise fahren mit dem Rad zum Einkaufen oder zum Kaffeeklatsch.

Stellen Sie sich mithilfe der Tabellen rechts jeden Tag aufs Neue Ihren ganz persönlichen Bewegungsfahrplan zusammen – und halten Sie ihn konsequent ein. Egal ob Sie sich dafür entscheiden, für eine 200-Kalorien-Gutschrift 24 Minuten zu walken, 45 Minuten Yogaübungen zu machen oder endlich einmal in 60 Minuten Ihre schmutzigen Fenster in saubere zu verwandeln: Sie haben auf jeden Fall den ersten Schritt in ein aktiveres und damit dauerhaft schlankes Leben getan.

100 kcal

Aktivitäten	Minuten
Joggen (9 km/h)	11
Walking	12
Rasen mähen	14
Im Trab reiten	14
Badminton spielen	15
Rad fahren (15 km/h)	16
Hecke schneiden	20
Gymnastik machen	23
Bügeln	24
Einkaufen	25
Fenster putzen	30
Kochen	34
Spazieren gehen	36
Nähen	47
Ruhig stehen	62
Sitzen	71
Liegen	94

Aktiv sein für 100, 200 und 300 Kalorien

200 kcal	
Aktivitäten	**Minuten**
Schlittschuh laufen	16
Nordic Walking	16
Brustschwimmen	19
Treppen steigen	24
Bergwandern (ohne Gepäck)	25
Holz hacken	25
Lateinamerikanische Tänze tanzen	34
Hecke schneiden	40
Tischtennis spielen	45
Yogaübungen machen	46
Schlagzeug spielen	46
Wohnung putzen	50
Standardtänze tanzen	60
Volleyball spielen	60
Kajak fahren	68
Auto waschen	75
Klavier spielen	78

300 kcal	
Aktivitäten	**Minuten**
Joggen (17 km/h)	12
Indoor-Cycling	16
Squash spielen	22
Joggen (12 km/h)	22
Bergsteigen	24
Judo kämpfen	24
Trampolin springen	24
Aerobic	25
Rad fahren (25 km/h)	27
Skilanglaufen	30
Bergwandern mit Skiern	32
Fußball spielen	35
Bergwandern (mit 5 kg Gepäck)	36
Inline-Skating	41
Tennis spielen	42
Abfahrtsski fahren	47
Golf spielen	52

»Bewegung« heißt die Zauberformel!

»Einseitige Diäten fördern Gewichtsprobleme anstatt sie zu lösen« oder »Hände weg vom Jo-Jo-Effekt« sind nur zwei Schlagzeilen, die immer wieder zu lesen sind. Sie kennen das alles nur zu gut? Dann wissen Sie sicher auch, dass die Ursache dafür eine ganz einfache Reaktion unseres Körpers ist: Wird er auf Diät gesetzt, schaltet er auf Sparflamme und reduziert seinen Energieverbrauch um bis zu 20 Prozent. Dann greift unser Organismus zunächst einmal auf die eigenen Energiereserven zurück. Er leert seine Depots in den Fettzellen, wodurch das Gewicht sinkt. Doch sobald Normalkost angesagt ist, hat unser Körper nichts Eiligeres zu tun, als diese Depots erneut aufzufüllen – als Vorsorge für die nächsten Hungerwochen.

> **› TIPP**
>
> **KAMPF DEM ALTERN!**
>
> **Spätestens ab dem 30. Lebensjahr geht es an die Substanz: Ab diesem Zeitpunkt verliert der Körper mit jedem neuen Jahr etwa ein halbes Pfund Muskeln und legt im Gegenzug etwa 1,5 Pfund Fett zu – ein schlechter Tausch. Schlagen Sie den Naturgesetzen ein Schnippchen und steuern Sie mit moderater Bewegung dagegen. Wer im Lauf einer Woche 1500 Kalorien durch regelmäßige Bewegung verbrennt, erhält sich seine jugendliche Spannkraft. Ob Sie dafür gute sechs Stunden putzen oder rund eine Stunde locker joggen, liegt ganz bei Ihnen.**

Ein bewegter Start in den Tag

Wer also langfristig Gewicht verlieren möchte, muss seinen Körper überlisten und die Energiebilanz zu seinen Gunsten verschieben, indem er den Leistungsumsatz, also die Energiemenge, die der Organismus bei körperlichen Aktivitäten verbraucht, durch regelmäßige Bewegung dauerhaft erhöht.
Das kann bereits beim Aufstehen geschehen. Begrüßen Sie in Zukunft den jungen Tag mit ausgiebigem Räkeln und Strecken nach dem Aufwachen, machen Sie noch im Bett oder vor dem geöffneten Schlafzimmerfenster fünf Minuten Dehnübungen und absolvieren anschließend ein kleines Gymnastikprogramm. Schon nach kurzer Zeit werden Sie feststellen, dass Sie nicht nur beweglicher, sondern auch aktiver und fröhlicher werden.

Wenn's nicht anders geht: Selbstüberlistung

Nicht jeder ist der geborene Sportler, und so scheitern viele »Sportkarrieren« nach einem fulminanten Start ebenso schnell, wie sie begonnen haben. Schuld daran ist unser »innerer Schweinehund«, der uns täglich tausend kleine Ausreden für unsere Trägheit liefert. Tricksen Sie ihn aus: Verabreden Sie sich mit Gleichgesinnten zum Laufen, Schwimmen oder Radfahren. In der Gruppe wird Sporttreiben zum sozialen Ereignis mit Mit-

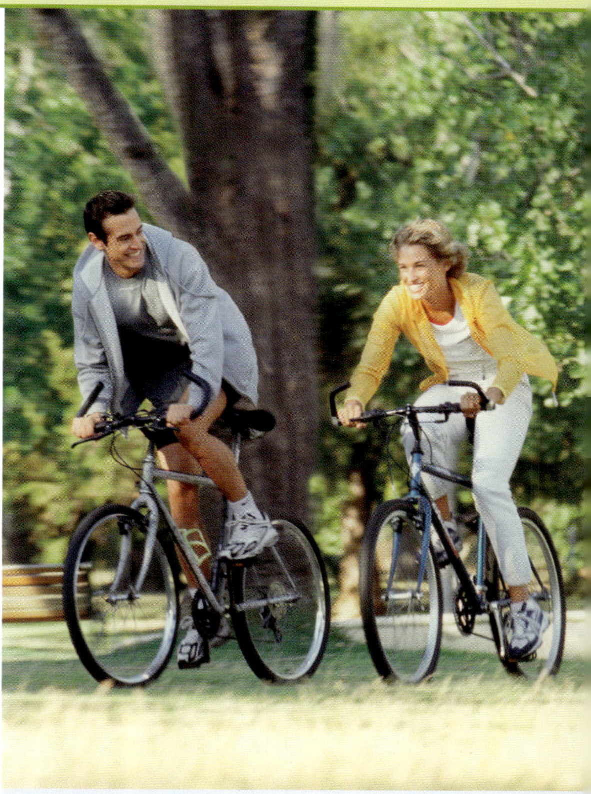

Radeln ist nicht nur gut zum Kalorienverbrennen, sondern macht auch Spaß – und das umso mehr, wenn man die Freude mit anderen teilen kann.

macheffekt. Denn eine vernünftige Ausrede für das Schwänzen der Sporttermine zu finden ist in der Regel schwieriger als einfach an den Start zu gehen.
Machen Sie Bewegung und sportliche Aktivitäten zu einem selbstverständlichen Bestandteil Ihres Alltags und reservieren Sie dafür feste Zeiten, an die Sie sich halten. Bauen Sie in Ihren Bewegungsfahrplan als Anreiz kleine Belohungen ein: Kaufen Sie sich nach den ersten 14 Tagen ein schickes Lauf-Outfit oder gönnen Sie sich nach dem Schwimmen mit Ihrer Freundin eine Stunde Kaffeklatsch – mit viel Tratsch und ohne Torte. Zählen Sie Ihre Bahnen, messen Sie die Strecken, die Sie laufen, und führen Sie Protokoll über Ihre Erfolge. Nicht ohne Stolz werden Sie entdecken, wie Sie sich langsam, aber sicher steigern.

Ausdauersport macht schlank und fit

Wer abnehmen möchte, liegt bei den so genannten Ausdauersportarten genau richtig. Wie der Name schon verrät, bewegt man sich bei Walking, Jogging & Co. viel und vor allem ausdauernd. Welche der verschiedenen Ausdauersportarten am besten zu Ihnen passt, hängt ganz von Ihren persönlichen Vorlieben ab. Denn Ihren Organismus beeinflussen sie allesamt positiv. Wer regelmäßig schwimmt, läuft oder Rad fährt, verbessert also nicht nur seine Figur, sondern auch seine Kondition, belebt den Kreislauf, stärkt sein Immunsystem und beugt Gefäß- und Herzerkrankungen vor. Und gute Laune gibt's gratis dazu.

Besonders schonende Sportarten

Wer stark übergewichtig ist und/oder Gelenkprobleme hat, für den ist vor allem Schwimmen durch die Gewichtsentlastung im Wasser ideal: Regelmäßiges Schwimmtraining macht nicht nur schlank, sondern auch gesund, da es die Lungenfunktion und den Herzmuskel stärkt – vorausgesetzt, Sie schwimmen mindestens ein- bis zweimal die Woche zwischen 500 und 1000 Meter. Aber auch beim Radfahren werden Ihre Gelenke nicht übermäßig belastet, dafür aber die Bein-, Bauch-, Po- und Rückenmuskulatur ordentlich beansprucht und dadurch schön geformt.

> **TIPP**
>
> **DIE OPTIMUM-FORMEL**
>
> **Die einfache Formel für die optimale Herzfrequenz beim Ausdauersport lautet: 180 minus Alter. Sind Sie also 40 Jahre alt, sollte Ihr Puls während des Sports bei 140 liegen. Überschreiten Sie diesen Wert, baut Ihr Körper zwar Kondition und Muskeln auf, aber es ist nicht mehr so gesund. Bei der Überprüfung hilft ein Herzfrequenzmesser: Ein Band um die Brust misst Ihre Herzfrequenz, die auf einer Pulsuhr angezeigt wird.**

So macht Sport gesund!

Ausdauersport verstärkt die Ausschüttung von Wachstumshormonen, die wiederum die Zellerneuerung anregen. Das ist allerdings nur der Fall, wenn Sie dabei eine bestimmte Herzfrequenz erreichen, in der die Fettverbrennung angekurbelt wird und der Körper genug Sauerstoff für den Fettstoffwechsel zur Verfügung hat. Das ist bei sportlicher Aktivität im unteren und mittleren Intensitätsbereich der Fall, was im Klartext heißt: Sie müssen sich beim Sport wohl fühlen und dürfen nicht zu sehr außer Atem kommen.

Schritt für Schritt zur Topform

Für Anfänger gilt: Gehen Sie es langsam an und bauen Sie Ihr Ausdauertraining kontinuierlich auf. Je häufiger und regelmäßiger sie trainieren, umso besser funktioniert die Fettverbrennung. Dabei wird aber nicht nur der Fettstoffwechsel verbessert, sondern es werden auch die Kohlenhydratdepots in den Muskeln vergrößert. Diese Kohlenhydrate liefern wiederum schnell verfügbare Energie, um Fett zu verbrennen. Durch den erhöhten Blutzuckerverbrauch verringert sich die Ausschüttung von Insulin – und damit auch Ihr Appetit. Und: Noch bis zu 24 Stunden nach dem Training ist Ihr Stoffwechsel erhöht.

Laufen Sie dem Fett davon

Laufen in jeder Form ist nicht nur einfach und kostengünstig, sondern kurbelt zudem Ihre Fettverbrennung optimal an. Hinzu kommt, dass Viel-Läufer nicht nur schlank sind, sondern auch resistenter gegen Stress, weil der Organismus durch das regelmäßige Training weniger Stresshormone ausschüttet. Stattdessen erzeugt der Körper einen Hormon-Cocktail aus dem Glückshormon Endorphin und dem Stimmungsaufheller Dopamin – Garanten für gute Laune und Glücksgefühle.

Walking

Unter Walking versteht man ein dynamisches, schnelles Gehen, das Gelenke und Bänder schont. Diese inzwischen überaus beliebte Ausdauersportart birgt kaum Verletzungs- und Überlastungsrisiken, obwohl jeder Muskel beansprucht und dabei sogar mehr Fett verbrannt wird als etwa beim Joggen. Der Clou: Wer regelmäßig walkt, der kann seinen prozentualen Körperfettanteil nachweisbar verringern!

Nordic Walking

Noch vor einigen Jahren als kuriose Sportart belächelt, ist das Walken mit Stöcken inzwischen ein Ganzjahres-Laufsport, der immer mehr Menschen in seinen Bann zieht. Nordic Walking wird von vielen Medizinern als effektives Ganzkörpertraining empfohlen, weil es die Herz-Kreislauf-Funktion fördert, den Blutdruck und Cholesterinspiegel reguliert, die Herzfrequenz erhöht, die Ausdauer stärkt, Verspannungen an Schultern und Nacken löst und dabei noch den Fettstoffwechsel verstärkt.

Im Gegensatz zum Walken, bei dem die Geschwindigkeit über eine höhere Schrittfrequenz, also über viele kleine Schritte, gesteigert wird, sind die Schritte beim Nordic Walking lang und groß. Zusammen mit dem kräftigen Stockeinsatz führt dies zu einer optimalen Durchblutung des Oberkörpers.

Jogging

Joggen ist im Moment zwar nicht so im Trend wie etwa Walking oder Nordic Walking, doch gibt es immer noch viele Anhänger dieser Ausdauersportart. Dabei ist Joggen für alle geeignet, die gesund sind, keine Gelenkprobleme und nicht zu viel Übergewicht haben. Wer schon immer gern joggen wollte, es sich aber nicht so recht zutraute, dem sei die Methode des »Sanften Lauftrainings« empfohlen, bei dem der Einstieg ins Joggen mit Walking kombiniert wird. Der Körper gewöhnt sich bei dieser Methode langsam an die stärkere Belastung, sodass sich mit der Zeit auch höhere Geschwindigkeiten auf längeren Strecken halten lassen. Diese Art zu laufen ist ideal für alle, die neben dem Abnehmen noch Herz und Kreislauf stärken möchten, um für die Anforderungen des Alltags gewappnet zu sein.

Lust, mit dem Walken anzufangen, aber Angst, es nicht zu schaffen? Völlig unbegründet, denn Walking ist eine Sportart mit Geling-Garantie.

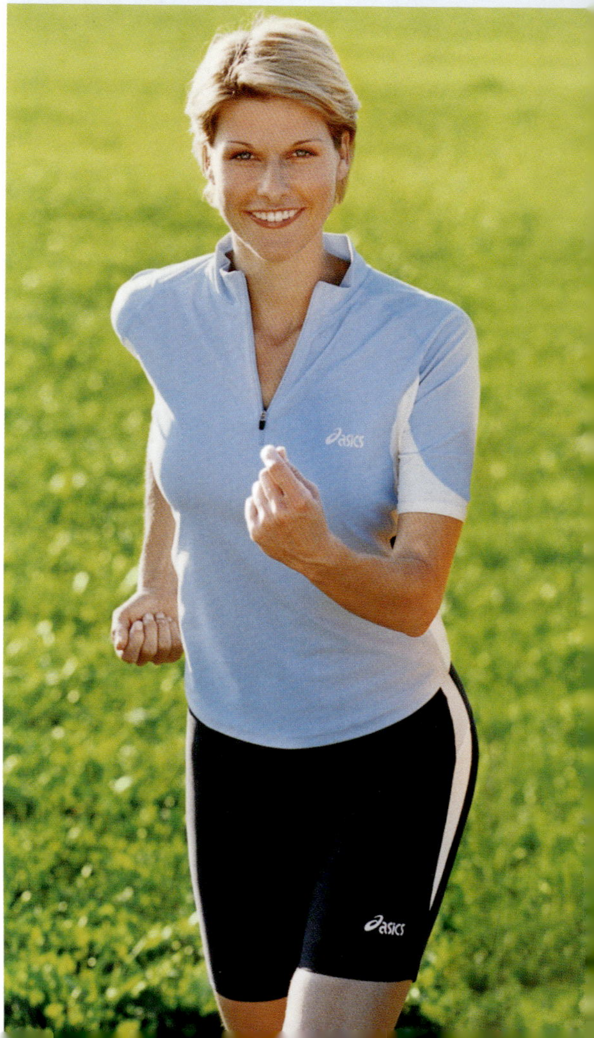

Bücher, die weiterhelfen

Ernährung

Bromm, Dr. oec. troph. Silke, **GU Kompass Low Fat**, Gräfe und Unzer Verlag, München

Elmadfa, Prof. Dr. I., Aign, W., Muskat, Prof. Dr. E., Fritzsche, Dipl. oec. troph. D., **Die große GU Nährwert-Kalorien-Tabelle**, Gräfe und Unzer Verlag, München (auch mit CD-ROM erhältlich)

Elmadfa, Prof. Dr. I., Aign, W., Fritzsche, Dipl. oec. troph. D., **GU Kompass Nährwerte**, Gräfe und Unzer Verlag, München

Küchen-Klassiker – die besten Rezepte von GU, Gräfe und Unzer Verlag, München

Hamm, Prof. Dr. Michael, Bohlmann, Friedrich, **Die Ideal-Diät**, Gräfe und Unzer Verlag, München

Klevers Kompass: Kalorien & Fette, Gräfe und Unzer Verlag, München

Knophius, Heike, **Fatburner**, Gräfe und Unzer Verlag, München

Knophius, Heike, **Säure-Basen-Balance**, Gräfe und Unzer Verlag, München

Dr. Oetker Schulkochbuch – Das Original, Dr. Oetker Verlag, Bielefeld

Nestlé Deutschland AG (Hg.), **Kalorien mundgerecht**, Umschau/Braus Verlag, Frankfurt

Souci, S. W., Fachmann, W., Kraut, H., **Die Zusammensetzung der Lebensmittel. Nährwert-Tabellen**, medpharm, Stuttgart

Bewegung

Bös, Prof. Dr. Klaus, **Walking und sanftes Lauftraining**, Gräfe und Unzer Verlag, München

Grillparzer, Marion, **Mini-Trampolin**, Gräfe und Unzer Verlag, München

Hederer, Markus, **Laufen zum Abnehmen**, Gräfe und Unzer Verlag, München

Regelin, Petra, **Bodyforming**, Gräfe und Unzer Verlag, München

Rüdiger, Margit, **Power Walking**, Gräfe und Unzer Verlag, München

Schmidt, Dr. M., Helmkamp, A., Mack, N., Winski, N., **Nordic Walking**, Gräfe und Unzer Verlag, München

Schuhn, Jutta, Trunz-Carlisi, Elmar, **Bodystyling ab 40**, Gräfe und Unzer Verlag, München

Tschirner, Thorsten, **8 Minuten sind genug!** Gräfe und Unzer Verlag, München

Adressen, die weiterhelfen

Deutsche Gesellschaft für Ernährung e.V. (DGE)
Godesberger Allee 18
D-53175 Bonn
www.dge.de

Verbraucherzentrale Bundesverband e.V.
Markgrafenstraße 66
D-10969 Berlin
www.vzbv.de

aid infodienst
Verbraucherschutz • Ernährung • Landwirtschaft e.V.
Friedrich-Ebert-Straße 3
D-53177 Bonn
www.aid.de

Österreichische Gesellschaft für Ernährung (ÖEG)
Zaunergasse 1-3
A-1030 Wien
www.oege.at

Schweizerische Gesellschaft für Ernährung (SGE)
Effingerstraße 2
CH-3001 Bern
www.sge-ssn.ch

Internet-Links, die weiterhelfen

www.adipositas-online.de
(Informationen, Ratgeber, Kontakte)

www.bio-siegel.de
(Verbraucherministerium)

www.bzga.de
(Bundeszentrale für gesundheitliche Aufklärung)

www.efsa.eu.int/index_de.html
(Europäische Behörde für Lebensmittelsicherheit)

www.ernährung.de
(Deutsches Ernährungs- und Beratungsinformationsnetz)

www.gutes-vom-bauernhof.de
(Einkaufen auf dem Bauernhof)

www.kinder-leicht.net
(besser essen – mehr bewegen)

www.naturkost.de
(Infos, Einkaufstipps und Rezepte rund um Naturkost)

www.50plus.at
(Ernährungstipps für ältere Menschen)

Sachregister

Rezeptregister

AUFLÖSUNG FOOD-QUIZ SEITE 12 ff.

1a) Olivenöl; 2c) Margarine; 3a und b) Fisch und Wurst; 4a) mehrfach ungesättigte Fettsäuren; 5b) ein Joghurt-Dressing; 6a und c) Pellkartoffeln und Folienkartoffeln; 7c) ca. 140 kcal; 8a) einer einfachen Tomatensauce; 9c) ca. 5 g Fett; 10a und c) fettreich und sättigend; 11a und b) Sahne und Crème fraîche, Würstchen und Käse; 12c) ca. 600 kcal; 13a) zum Dickmacher; 14c) ca. 350 kcal; 15a) frischen Früchten; 16b) ca. 80 kcal; 17b) 150 kcal; 18b) 2- bis 3-mal pro Woche; 19a und c) Eiweiß und Vitamine der B-Gruppe; 20a und b) leicht verdaulich und ein hervorragender Eiweißlieferant; 21a) Jod; 22a und b) das Dünsten und das Dämpfen; 23c) Frittieren; 24c) 330 kcal; 25c) 250–300 g Obst und 400 g Gemüse; 26a und b) Lagern und Putzen; 27a und c) erntefrisch sein und aus einheimischem Anbau stammen; 28b und c) wertvolle Vitamine und Mineralstoffe, nur in Spuren Fett; 29a und b) Eiweiß und Kalzium; 30c) ca. 9 g Fett; 31c) ca. 4 g Fett; 32a) eiweißreich; 33c) ca. 160 kcal; 34b) ca. 620 kcal; 35a und b) viele versteckte Fette und Zusatzstoffe; 36b) 33 g Fett; 37a) ca. 28 g Fett; 38b) Geflügelwurst; 39c) rund 9 kcal; 40b) 20 Minuten; 41c) ein Glas Apfelschorle; 42c) 24 Minuten; 43c) Squashspielen; 44b) 23 Minuten

Die Autorinnen

Katrin Klever-Schubert verwaltet und pflegt das Ulrich-Klever-Archiv und hat für den »Klevers Fett-weg-Plan« Rezepte zur Verfügung gestellt. **Heike Knophius** studierte Haushalts- und Ernährungswisssenschaften. Sie war lange als Ressortleiterin für Ernährung und Kochen bei mehreren Frauenzeitschriften tätig. Als selbstständige Fachjournalistin schreibt sie über moderne Ernährung.

Programmleitung: Ulrich Ehrlenspiel
Redaktion: Silvia Herzog, Christina Wiedemann
Lektorat: idee & text, Gabriele Heßmann
Layout und Umschlag: independent Medien-Design (Ngoc Le-Tümmers, Claudia Hautkappe)
Herstellung: Susanne Mühldorfer
Satz: Christopher Hammond, München
Lithos: Fotolito Longo, Bozen
Druck und Bindung: Printer, Trento

ISBN 3-7742-6697-2

Auflage	4.	3.	2.	1.
Jahr	07	06	05	04

GRÄFE UND UNZER

Ein Unternehmen der
GANSKE VERLAGSGRUPPE

Bildnachweis

Fotoproduktion
Katja Dingel, Wuppertal (Foodfotografie)
Sabine Threimer (Styling)

Weitere Fotos
GU: U1 (R. Schmitz: Brötchen, Kiwi), Seite 3, 4 (Jan Rickers), 9 (B. Büchner), 12 oben, 13 und 14 (R. Schmitz), 15 (M. Wagenhan), 114/115 (J. Rickers), 121 (P. von Felbert); Jahreszeiten Verlag (C. Dahl): Innenklappe vorn. Mauritius: Seite 2 li., 34/35; Photo Disc: U1 (Object Series: Paprika, Birne, Aubergine, Aprikosen, Basilikum, Wirsing, Apfel, Brokkoli, Tomate), Seite 1; Stock Food: Seite 5/6, 31, 32; Teubner: U1 (Trauben, Erdbeere, Käse, Radicchio, Pilz, Kartoffel, Schinken, Fisch), Seite 12 unten; Zefa: Seite 119, U4 rechts.

Umwelthinweis
Dieses Buch wurde auf chlorfrei gebleichtem Papier gedruckt. Um Rohstoffe zu sparen, haben wir auf die Folienverpackung verzichtet.

Die GU-Homepage finden Sie im Internet unter www.gu-online.de

DAS ORIGINAL · GU · MIT GARANTIE ·

Das Original mit Garantie

IHRE MEINUNG IST UNS WICHTIG. Deshalb möchten wir Ihre Kritik, gerne aber auch Ihr Lob erfahren, um als führender Ratgeberverlag für Sie noch besser zu werden. Darum: Schreiben Sie uns! Wir freuen uns auf Ihre Post und wünschen Ihnen viel Spaß mit Ihrem GU-Ratgeber.

UNSERE GARANTIE: Sollte ein GU-Ratgeber einmal einen Fehler enthalten, schicken Sie uns bitte das Buch mit einem kleinen Hinweis und der Quittung innerhalb von sechs Monaten nach dem Kauf zurück. Wir tauschen Ihnen den GU-Ratgeber gegen einen anderen zum gleichen oder ähnlichen Thema um.

GRÄFE UND UNZER VERLAG
Redaktion Körper & Seele
Postfach 86 03 25
81630 München
Fax: 089/41981-113
E-Mail: leserservice@graefe-und-unzer.de

WICHTIGER HINWEIS
Die Gedanken, Methoden und Anregungen in diesem Buch wurden nach bestem Wissen erstellt und mit größtmöglicher Sorgfalt überprüft. Sie bieten jedoch keinen Ersatz für kompetenten medizinischen Rat. Jede Leserin, jeder Leser sollte für das eigene Tun und Lassen auch weiterhin selbst verantwortlich sein. Weder Autoren noch Verlag können für eventuelle Nachteile oder Schäden, die aus den im Buch gegebenen praktischen Hinweisen resultieren, eine Haftung übernehmen.